Javier Quintana

Nutrición y entrenamiento femenil

Nutrición y entrenamiento femenil.
Javier Quintana (2021).
Kindle Direct Publishing.
Paperback edition 2021.

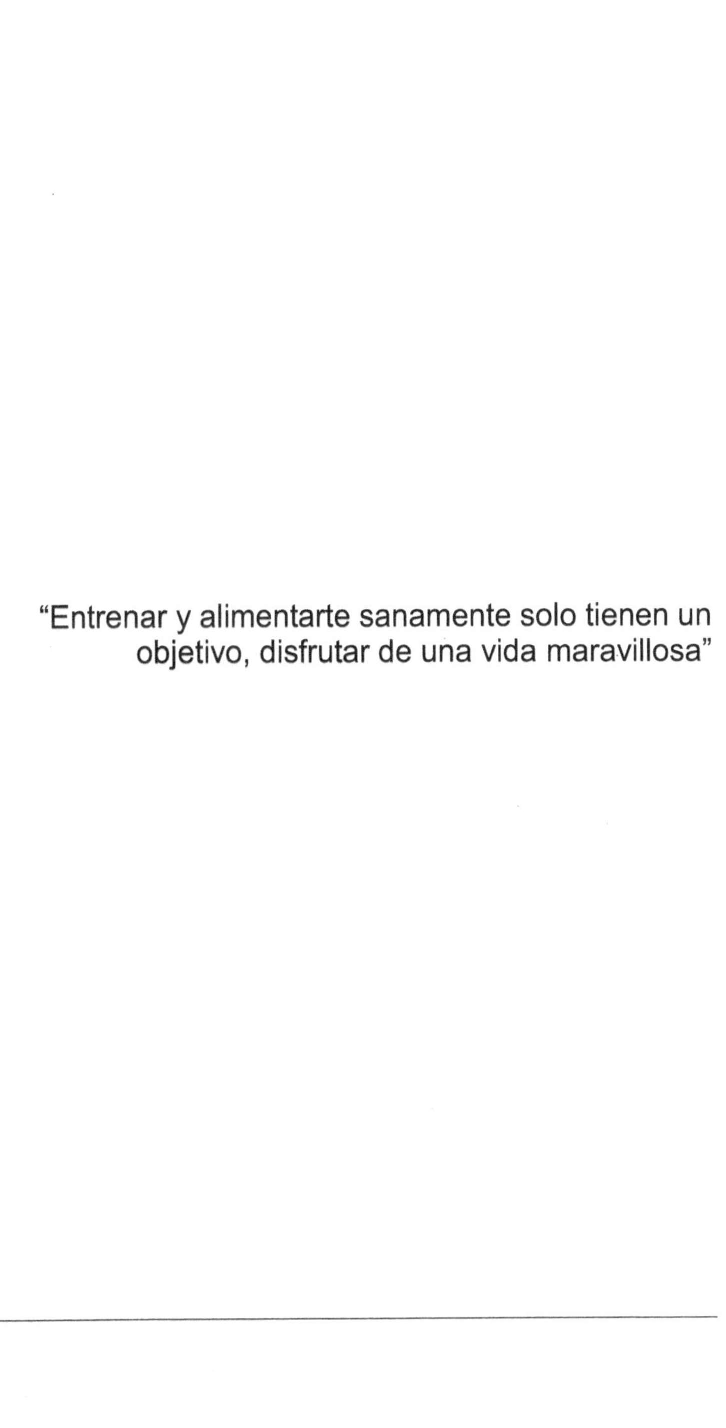

"Entrenar y alimentarte sanamente solo tienen un
objetivo, disfrutar de una vida maravillosa"

ÍNDICE

Hola, antes que nada, quiero agradecerte por brindarme parte de tu tiempo para aprender sobre las preguntas y mitos más frecuentes que todos hemos escuchado en un gimnasio, centro deportivo o cualquier lugar enfocado al entrenamiento. Por lo general ese tipo de frases suenan sin ningún sentido y muchas otras que parecen tener la razón por cuestión de lógica, pero en realidad están muy alejadas de lo que verdaderamente sucede.

Permíteme presentarme y exponer las razones por las cuales escribí este libro enfocado principalmente para mujeres.

A la fecha de publicación de este libro estoy por terminar la licenciatura de Ciencias del Deporte, curso mi primer año de posgrado en Biología Deportiva, cuento con una licenciatura en nutrición y con seis certificaciones como entrenador en diferentes modalidades, con avales nacionales e internacionales, dos de ellas enfocadas en el entrenamiento femenil. Desde hace un año me desempeño como entrenador exclusivamente en el área femenil, esto me ha llevado a darme cuenta de la abundante información presente en las redes so-ciales y demás plataformas de información sobre entrenamiento y nutrición, a pesar de ello existen muchos mitos y falsas creencias sobre el entrenamiento y nutrición femenil se refiere, incluso al resolver dichas incógnitas carecen de evidencia o explicación que lo demuestre.

Dentro de este corto y práctico libro trataré de brindarte, las respuestas de una manera sencilla a todas esas preguntas que te has hecho alguna vez si incursionas en el mundo del entrenamiento, pero ¡tranquila!, no entraré demasiado en detalles complejos, así, con un lenguaje sin tecnicismos puedas entender todas las respuestas.

Tomando como base mi experiencia como profesional de la nutrición y el entrenamiento, además de fuentes de información actualizadas con autores de alto rigor científico, puedas mediante esta lectura lograr una visión más amplia y objetiva sobre el entrenamiento y nutrición, también alcanzar más rápido tus objetivos, sobre todo, sin limitarte en tus entrenamientos, pasando largas horas entrenando o dudando de la lluvia de consejos que te encontrarás en el proceso de tu mejora física.

El entrenamiento en cualquiera de sus disciplinas es una actividad para disfrutar, relajarte y día a día destacar lo mejor de ti.

Me gustaría aclarar que las respuestas que estas apunto de leer, están diseñadas para la mayor parte de la población, cada persona y cuerpo es diferente y en algunos casos existe omisión a dicha respuesta, siempre lo ideal es tener un entrenamiento y hábitos alimenticios adaptados especialmente para ti.

CAPITULO I: ENTRENAMIENTO.

La actividad física siempre ha sido importante para el ser humano, sin importar su sexo, en el caso de la mujer su primera relación con la actividad física se remonta a la recolección de alimentos, para después tener una relación más estructurada mediante la danza.

En la antigüedad comienza a destacarse la civilización egipcia, quienes prestaban una mayor atención a los cuidados físicos y se ve reflejado en los grabados de las representaciones egipcias, siendo probable que en esa época las mujeres se destacaran por su participación en festivales y acrobacias.
También en la civilización griega y romana, la mujer participaba en danzas y en otros deportes, como correr, pugilato y tauromaquia, incluso en Esparta tuvieron una visión más amplia de lo que significaba el ejercitarse, ya que se ordenaba que las jóvenes realizaran ejercicios para que con ello pudieran resistir mejor los esfuerzos del parto, dando como resultado hijos más sanos y menos riesgos en el parto, en Atenas también es donde se conoce el primer feminista de la historia, Platón, fue él quien consideraba importante un adecuado plan de ejercicio para los hombres, pero también refiere que debía participar la mujer en dichos entrenamientos.

Después viene la edad media donde los juegos deportivos para la mujer y el culto al cuerpo quedan de lado o se ven excluidos para la gran parte de la población, solo los practicaban generalmente las clases sociales altas, donde las mujeres solo realizaban ciertas actividades como patinaje sobre hielo o ciertos tipos de danzas, más tarde en la época de la ilustración se resaltaron los estereotipos y cualidades físicas de ambos sexos, incluso surgiendo investigaciones muy alejadas a la realidad donde estipulaban que la mujer era inferior al hombre, fue en este periodo donde surgen ciertos mitos como la prohibición del ejercicio a la mujer embarazada por parte del médico, o prácticas no del todo seguras y cómodas como el uso cotidiano del corsé, prácticamente en esta época se trataba de destacar la delicadeza de la mujer, dejándose de lado cualidades importantes de una deportista como la resistencia, la fuerza, la velocidad, entre otras.

Fue hasta el siglo XIX donde el deporte en el área femenil se comenzó a implementar de manera importante y con ello los entrenamientos, principalmente en la gimnasia y diversos tipos de carrera.

Actualmente la importancia del entrenamiento está totalmente demostrada por un gran número de investigaciones científicas, en el caso específico de la mujer, mediante el entrenamiento y programación adecuados se puede llegar a reducir la incidencia de casi 30 afecciones distintas, dentro de las cuales al igual que en el hombre destacan las enfermedades cardiovasculares como la hipertensión o cardiopatías, también enfermedades metabólicas como la diabetes, pero no solo ello, sino también afecciones específicas del sexo femenino como lo es reducir la mortalidad prematura, entre muchas otras.

El ejercicio tiende a ser una serie de estímulos que con la prescripción adecuada puede traer beneficios a nuestro sistema inmune, cardiovascular, muscular, esquelético y prácticamente a todo el organismo en general, adicional a ello existe una mejora en la estética corporal, es por ello que, sin importar tu edad, nivel de acondicionamiento físico, lesiones, enfermedades o tiempos reducidos para entrenar, siempre existirá algún tipo de ejercicio en particular que se adaptará a tus necesidades. En este capítulo abordaremos preguntas frecuentes, comparaciones entre sexos, mitos y algunos puntos extra sobre el entrenamiento.

Algunas generalidades.

Antes de comenzar te mencionaré algunas diferencias entre hombres y mujeres que pueden ser significativas en cuanto al entrenamiento se refiere.

- Fuerza muscular: Generalmente las mujeres tienen cerca de dos tercios de la fuerza del hombre, pero esto puede variar de acuerdo al grupo muscular del cual hablemos, ya que las mujeres tienden a tener más fuerza en su tren inferior que en su tren superior, pero la asociación a una mayor fuerza por parte de los hombres es en gran parte a que tienen un mayor tamaño corporal.

- Consumo de oxigeno: La función de todo el organismo depende de la capacidad de trabajo de nuestros pulmones, transporte de oxígeno en la sangre, cantidad de sangre expulsada por minuto del corazón, y metabolismo muscular. Debido a su gran tamaño corporal, los hombres tienden a tener los pulmones y el corazón más grandes que las mujeres, por lo tanto, tienen mayores consumos y trasporte de oxígeno, así como también un mayor bombeo de sangre por minuto.

- Termorregulación: En un inicio se pensaba que el organismo de las mujeres tenia menor capacidad para soportar un golpe de calor a comparación de los hombres, debido a una mala estructuración de los estudios, un ejemplo de ello es que dentro de los sujetos de estudio se eligió a mujeres poco aclimatadas al calor, pero actualmente se sabe que la resistencia a un golpe de calor en hombres y mujeres es muy similar. Incluso, las mujeres pueden tener ventaja en ambientes fríos, sobre todo si se trata de corredoras, gracias a que tienen una mayor concentración de tejido adiposo que funciona como aislante térmico para prevenir con más efectividad una hipotermia (La hipotermia es un estado peligroso donde el cuerpo pierde más calor del que produce).

¿Para bajar de peso tengo que hacer ejercicio cardiovascular y dejar las pesas de lado?

No, siempre es mejor combinarlos.

Primero debemos de comprender que el ejercicio cardiovascular se refiere a ejercicios que tienen por objetivo estimular el corazón y los pulmones (aparato cardiopulmonar) y con frecuencia también se denominan ejercicios aeróbicos.

Nuestros músculos están compuestos de fibras musculares (Imaginemos tubos microscópicos), en nuestro cuerpo existen dos tipos principales, las fibras musculares de contracción rápida y las fibras musculares de contracción lenta, ambas se utilizan cuando realizamos cualquier tipo de ejercicio, pero unas se utilizarán más que otras de acuerdo al tipo de entrenamiento que realicemos.

En un entrenamiento de fuerza, potencia y velocidad utilizaremos principalmente las fibras musculares de contracción rápida.

En entrenamientos ligeros o moderados como lo es caminar, trotar, entre otras actividades similares, utilizaremos principalmente las fibras musculares de contracción lenta.

A pesar de que ambas son "fibras musculares" existen diferencias entre ellas, las de contracción lenta tienen una mayor densidad mitocondrial (Mitocondria: Es el orgánulo de la célula encargado de la oxidación de ácidos grasos), por lo tanto, durante el entrenamiento ligero o moderado de larga duración serán las principales en utilizarse, también encargadas de la degradación de ácidos grasos.

Las de contracción rápida tienen menos densidad mitocondrial, pero tienen mayor capacidad de hipertrofia (Degradación y crecimiento muscular) así que al estimular la hipertrofia por medio de entrenamiento de fuerza tenemos un mayor gasto calórico basal (Consumimos más calorías en estado de reposo), gracias a esto podemos aumentar nuestro gasto de energía a lo largo del día, ayudando a tener un balance calórico negativo (Consumir menos calorías de las que utilizamos).

El factor más importante para reducir el porcentaje de grasa corporal o perder peso es realizar un balance calórico negativo o también llamado déficit calórico, el cual consiste en consumir a lo largo del día mediante nuestros alimentos y bebidas menos calorías de las que utilizamos con nuestras actividades diarias.

En conclusión, utilizamos el ejercicio cardiovascular ligero y moderado de larga duración para durante el mismo utilizar las reservas de grasa en nuestro cuerpo como energía, así como estimular nuestro sistema cardiopulmonar y el entrenamiento de pesas para aumentar nuestro gasto calórico basal, ayudando a lograr más fácilmente un "déficit calórico", y con ello una pérdida de grasa más rápida que si solo hiciéramos ejercicio de cardio.

¿Mis pechos disminuirán de tamaño si entreno mis pectorales?

No, la disminución de los pechos generalmente es en debido a un difícil calórico.

Antes que nada, debemos de conocer la composición de los pechos, los cuales están compuestos de tres principales tipos de tejido:

- El tejido fibroso, el cual sostiene el tejido de las mamas en su lugar.

- El tejido glandular, el cual corresponde la parte de las mamas que produce la leche, llamados lóbulos, y los tubos que transportan la leche al pezón, llamados conductos.

Juntos, el tejido fibroso y el glandular se llaman tejido fibroglandular.

- El tejido graso o adiposo, el cual llena el espacio entre el tejido fibroso, los lóbulos y los conductos. Esto es lo que les da a los pechos su tamaño y forma.

Siendo este último el que tiende a disminuir cuando reducimos nuestro peso y grasa corporal mediante un difícil calórico, también debes de conocer que la acumulación de grasa se puede dar mayormente en unas zonas que, en otras, varía en cada persona, por lo tanto, la diminución también.

En conclusión, es prácticamente imposible reducir el porcentaje de grasa de una zona en particular, así que no te preocupes, sigue trabajando tus pectorales en base a la rutina que estableció tu entrenador, para que tus pechos disminuyan solo es mediante un difícil calórico y el porcentaje de reducción de los pechos es diferente en cada mujer.

El cuidado de los pechos mediante la dieta y ejercicio.

Los principales pilares para el cuidado de tus pechos son una correcta alimentación y ejercicio físico.

Ejercicio Físico: Al momento de mantener un estilo de vida activo ya ayudas mantener la estética de tus pechos, pero el entrenar los músculos pectorales y dorsales ayudará como sostén para el busto, también existen otros ejercicios específicos que son ideales para fortalecer el busto como la natación, especialmente los estilos de nado de crol y espalda. Deberás de evitar los entrenamientos o deportes con saltos si no usas una prenda que pueda ayudarte en una sujeción adecuada de tus pechos.

Alimentación: Una correcta alimentación ayudará a tu piel, tanto en su tono como su elasticidad, además en la pubertad ayudará a que los pechos se desarrollen adecuadamente.

El consumo adecuado o inadecuado de nutrientes puede afectar la apariencia de tus pechos, algunos ejemplos son:

Minerales:

- Sodio: La sal en exceso fomenta la retención de líquidos y, por lo tanto, afecta la circulación y el metabolismo, lo que tendrá un efecto directo en la firmeza y volumen de los senos.

- Yodo: La falta de yodo hace que los tejidos adiposos subcutáneos se inflamen, disminuya la temperatura corporal y la irrigación sanguínea.

Vitaminas:

- Vitamina A: Ayuda a mantener la elasticidad, la capacidad de contracción y la regeneración de la piel, si falta esta vitamina la piel puede verse seca.

- Vitamina E: Estimula el equilibrio hormonal y ayuda a mantener en óptimas condiciones las paredes de los vasos sanguíneos.

- Vitamina C: Facilita la asimilación del hierro en sangre y es un excelente antioxidante.

También es importante saber que un peso excesivo hace que los senos tiendan a aumentar su flacidez, debido a que la piel es más débil en esa zona que en otras partes del cuerpo, tampoco son adecuados cambios repentinos de peso ya que la grasa puede reducirse sin dar tiempo suficiente a la piel para poder adaptarse, pudiendo provocar problemas de flacidez y estrías.

En conclusión, debes de dar importancia a los puntos mencionados, pero no mediante la compra de suplementos con las vitaminas y minerales ya descritos, puedes cubrir tus requerimientos sin ningún problema con la alimentación adecuada.

¿Si entreno con mucho peso me veré como un hombre?

No, claro, hablando de "manera natural".

Actualmente esta respuesta debería der ser prácticamente fácil de conocerla, pero a pesar de ello aún escucho mujeres que lo preguntan, o "entrenadores" que lo aseguran.

Fisiológicamente existen grandes diferencias entre sexos que hacen que el hombre por el hecho de serlo ya tenga un mayor porcentaje de masa muscular, 40 a 45 % a diferencia de la mujer 32 a 35%, esto se debe a múltiples factores, uno de gran importancia es la producción de testosterona.

Esta es una hormona segregada principalmente por las células de Leydig en los testículos de los hombres y por los ovarios en el caso de las mujeres, se ve incrementada al realizar ejercicios de alta intensidad y fuerza, tiene diferentes funciones en nuestro organismo como lo son:

- Aumenta síntesis proteica y trofismo muscular (Tamaño y consistencia del músculo).

- Aumenta el almacenamiento de glucógeno (Energía almacenada en nuestros músculos e hígado)

- Genera crecimiento de vello.

- Disminuye la secreción de gonadotrofinas hipofisarias (Hormonas reguladoras sexuales)

- Efectos conductuales (agresión).

Dentro del primer punto de síntesis proteica, se encuentra la creación de masa muscular, ya que conocemos esto, debemos de saber que existe una cantidad menor de producción de testosterona en la mujer (10 a 20 veces menos que el hombre).

Las diferencias en la producción de la testosterona sumado a otros factores, difícilmente puedes llegar a conseguir el mismo tamaño muscular de un hombre de manera "natural" y con ello me refiero a sin el uso de farmacología, la cual personalmente desaconsejo su uso.

La conclusión es clara, entrena intensamente, lo que conseguirás será un cuerpo estético, funcional y sobre todo saludable.

¿Puedo realizar ejercicio cardiovascular si quiero aumentar de peso?

Si, en su justa medida.

Ya hemos visto lo que representa un déficit calórico a la hora de perder peso y grasa corporal, pero resulta lo contrario cuando queremos aumentar nuestro peso y masa muscular, si este es el caso, tenemos que realizar un balance calórico positivo, esto se logra consumiendo más calóricas de las que utilizamos durante el día, parte de este excedente se acumulara en forma de tejido adiposo, pero también dará la pauta para una más fácil ganancia de masa muscular.

Ahora, una vez que conocemos esto, pasemos al apartado de realizar o no ejercicio cardiovascular.

Anteriormente mencioné la importancia de introducir el entrenamiento de cardio para reducir nuestra grasa corporal, pero ese es solo uno de los beneficios de este tipo de entrenamiento, otro beneficio importante a tener en cuenta y no dejar de lado este tipo de entrenamiento cuando estamos en un objetivo de aumento de peso y masa muscular es fortalecer nuestro sistema cardiopulmonar, ya que durante este entrenamiento se ve estimulado y fortalecido.

Teniendo en cuenta la importancia de un balance calórico negativo y positivo, pero no he mencionado la cantidad o rango de calóricas necesarias para lograr uno u otro, esto es porque cada persona tendrá un valor y rango diferente de calorías, esa parte le corresponde al profesional de la nutrición, establecer un régimen acorde especialmente para ti, con esto, yo trato de explicar en términos generales, simples y concretos como es que funciona dicho proceso.

En conclusión, si tu objetivo es aumentar de peso también incluye entrenamiento cardiovascular para obtener los beneficios que este puede ofrecerte, pero recuerda, hazlo en la justa medida que te fue indicada por el profesional del entrenamiento, ya que, si realizas este tipo ejercicio durante un tiempo excesivo, aumentarás aún más tu gasto calórico y con ello dificultas el poder lograr un balance calórico positivo, el cual te llevará o facilitará un aumento de peso y de masa muscular.

¿Puedo hacer ejercicio de fuerza durante el embarazo?

Sí, siempre y cuando no tengas una restricción médica.

Para comenzar debemos de saber a lo que se refiere un entrenamiento de fuerza. Este tipo de entrenamiento es donde se ve implicada la capacidad motora que se manifiesta en una acción conjunta y coordinada del sistema nervioso y sistema muscular para generar tensión muscular y así producir fuerza (Sif, Verkhoshansky & Bosco, 2000).

Actualmente existe abundante evidencia científica que avala el entrenamiento durante el proceso de embarazo, pero la mayor parte de estas investigaciones científicas se han realizado sobre el entrenamiento aeróbico, el cual ya queda más que claro que es vital e importante incluirlo en el embarazo, pero hay algo de lo que no sea investigado lo suficiente e incluso actualmente representa toda clase de mitos y prohibiciones en gran parte del personal médico, me refiero a recomendar entrenamiento de fuerza.

Entonces, si está más que demostrado los beneficios del entrenamiento aeróbico. ¿Qué pasa con el entrenamiento de fuerza?

Primero debemos entender que a medida que pasan los meses de gestación y el bebe se desarrolla, se genera un desequilibrio postural, por todos los cambios que están pasando el organismo, un ejemplo claro es la desviación hacia adelante del centro de gravedad, esto porque la pared abdominal tiende a debilitarse, entre muchos otros cambios posturales.

Entonces es aquí donde debe intervenir una correcta estructuración de entrenamiento, sobre todo enfocada a fortalecer nuestros músculos, cumpliendo objetivos específicos como:

- Aliviar el dolor lumbar y facilitar la recuperación post-parto

- Fortalecer la musculatura que deba soportar el peso corporal para permitir realizar las actividades diarias de manera cómoda.

- Fortalecer la musculatura del suelo pélvico, esto para prevenir y tratar la incontinencia urinaria y anal durante y después del embarazo, así como mejorar la función sexual.

Estos puntos deber de ser prioridad en cuanto a los objetivos de nuestra rutina de entrenamiento, también se debe dar prioridad al trabajo del "core", el cual se refiere a toda el área abdominal y parte baja de la espalda, pero NO en ejercicios de contracción y exención abdominal como los "crunch" y sus variantes sino en ejercicios isométricos como la plancha y sus variantes, estos serán la opción perfecta para trabajar tu "core" durante embarazo.

En cuanto a la intensidad, peso a utilizar, repeticiones, descanso y frecuencia de los entrenamientos dependerá totalmente de tu nivel de entrenamiento previo al parto, edad, limitaciones, equipo de entrenamiento, así como también el trimestre de gestación en el que te encuentres, entre otros factores, dichos puntos quedan a prescripción del entrenador que trabajara contigo en el proceso.

En conclusión, el entrenamiento de fuerza, sobre todo con propósitos de compensación muscular te aportará importantes beneficios durante el embarazo, entonces deja atrás los mitos y asesórate con profesional adecuado para que te acompañe en esa maravillosa etapa de tu vida.

Después del parto ¿Cuánto tiempo tiene que pasar para entrenar nuevamente?

Si tuviste un embarazo y parto vaginal sin complicaciones, generalmente es seguro comenzar a hacer ejercicio unos días después de dar a luz o tan pronto como te sientas lista. Si tu parto fue mediante una cesárea, tuviste una reparación vaginal extensa, o si tuviste un parto complicado, habla con el profesional de atención médica sobre cuándo comenzar un programa de ejercicios.

Para iniciar con tu entrenamiento post parto es de vital importancia consultarlo con tu ginecólogo, ya que él o ella serán los responsables de autorizar o no el inicio de tus entrenamientos, una vez que lo hagan será el entrenador el encargado de establecer metas de acuerdo a tus necesidades y objetivos, sobre todo dirigidos a fortalecer tu suelo pélvico y tu pared abdominal.

En conclusión, A pesar de que te sientas excelente no es una decisión que deberás de tomar sola, sino con el respaldo de tu ginecólogo y apoyo de tu entrenador.

¿Siempre que realizo entrenamiento de fuerza tengo que hacer calentamiento?

Si, siempre.

El calentamiento es el conjunto de ejercicios físicos de carácter general o específicos, los cuales son preparatorios y se realizan antes de iniciar una actividad física de carácter más intenso.

Tiene gran funcionalidad dentro de cualquier entrenamiento, te mencionaré los puntos más importantes por lo cual debes siempre incluirlo en tu rutina.

- Aumenta tu rendimiento deportivo entre un 1 y un 7% (Merlino,1959; Richards, 1968; Yakokev 1974)

- Mayor captación de oxígeno (Bishop, 2003)

- Al aumentar tu temperatura corporal aumentarás también la capacidad de carga de tus articulaciones, previniendo con esto futuras lesiones (Weineck, 2005).

- Las señales que tu cerebro envía a tus músculos para realizar una contracción serán más rápidas (Fletcher, 2010)

-   Te ayudará a nivel psicológico a tener una mayor concentración durante tu entrenamiento (Weineck, 2005).

En conclusión; nunca te saltes el calentamiento, trata de optimizar mejor tus tiempos, para en cada día puedes calentar de una manera óptima y con ello mejorar tus entrenamientos y resultados.

Ya dicho las generalidades más importantes del calentamiento, otro punto que siempre es recomendable incluir en cualquier tipo de entrenamiento es la flexibilidad y elasticidad, mejorando así la capacidad de realizar movimientos con gran amplitud de recorrido, ya sea de extremidades específicas del cuerpo o de todo el conjunto, esta capacidad dependerá de varios factores como:

-   La edad: Con el paso de los años se disminuye.

-   El sexo: Generalmente los hombres son menos flexibles que las mujeres.

-   Temperatura: A una mayor temperatura se tiende a tener una mayor flexibilidad, incluso se ha visto mayor flexibilidad en poblaciones de países con un clima cálido, en comparación a poblaciones de países con climas más fríos.

- Estilo de vida: Generalmente las personas más activas físicamente presentan mayor flexibilidad y elasticidad.

- Factores genéticos: En este punto se puede destacar la estructura ósea de las articulaciones, sus medios de unión y la manera en que pongamos a posición nuestros segmentos corporales.

Estimular la flexibilidad ayuda de manera importante en los entrenamientos de fuerza, ya que desde hace mucho tiempo se conoce que el estiramiento del músculo aumenta la síntesis proteica, a esto se le suma también que favorecen la eliminación de metabolitos producidos durante el esfuerzo físico mejorando con ello la sensación física y la recuperación muscular.

Ahora sabemos que realizar estiramientos es importante, debemos de conocer que tipo y en qué momento es adecuado realizarlos, planteo este punto porque actualmente existen investigaciones contradictorias en cuanto a la realización de estiramientos se refiere, sobre todo cuando son implementados antes de la sesión de entrenamiento o la práctica deportiva, la mayoría de los estudios indican que realizar estiramientos estáticos de larga duración antes de la sesión de entrenamiento no solo no trae beneficios en el rendimiento, sino que también puede disminuirlo y con ello me refiero principalmente a los estiramientos estáticos, así que debemos definir los dos principales tipos de estiramientos que podemos realizar para mejorar nuestra flexibilidad.

Estiramientos estáticos: Este tipo de estiramientos consisten en estirar un músculo en concreto hasta el punto máximo que permita su movilidad y mantener esa posición durante un tiempo determinado, siendo este método el más común y efectivo para desarrollar o mantener la flexibilidad en zonas determinadas, además cuenta con beneficios importantes como su simplicidad para realizarlo e induce relajación si se ve acompañado de respiraciones profundas.

A pesar de lo anterior mencionado, las investigaciones han demostrado que este tipo de entrenamientos pueden afectar en disminuir el rendimiento, sobre todo si deportes de fuerza o velocidad se trata, por lo tanto, la manera óptima de realizarlos es al finalizar el entrenamiento o en una sesión de ejercicio distinta, donde solo se quiera trabajar flexibilidad.

Estiramientos dinámicos: Este tipo de estiramientos se realizan de una manera más activa, con movimientos lentos y controlados para poder estirar en un amplio rango de recorrido las fibras musculares, son este tipo de estiramientos los que se ha visto que no disminuyen el rendimiento, incluso en algunas investigaciones se ha visto que pueden llegar a mejorarlo, por lo tanto, este tipo de estiramientos si son recomendables realizarlos de manera previa a la práctica deportiva.

Lo ideal sería incluir ambos tipos de estiramientos en tus sesiones de entrenamiento.

¿Cuáles son las diferencias entre el entrenamiento de hombres al de mujeres?

Ya he mencionado algunas diferencias importantes en el primer apartado de "algunas generalidades", pero abordaré más a profundidad en el tema.

Como se puede analizar en la introducción al capítulo de entrenamiento, las mujeres tienen un retraso en la inclusión al deporte competitivo, esto principalmente por factores culturales a lo largo de la historia.

Las mujeres hasta los 12 años de edad presentan características físicas similares el hombre en estatura, peso, porcentaje de grasa, anchura de huesos y circunferencias, claro que esto depende de cada individuo. Viéndose los cambios corporales de manera significativa a partir de los 12 o 13 años de edad, produciéndose las modificaciones corporales propias de cada sexo y adaptándose de manera diferente a los cambios que provoca el entrenamiento.

Los cambios corporales y ganancia de músculo ante un programa de entrenamiento de fuerza pueden ser en la misma proporción tanto en hombres como mujeres, pero a una mayor velocidad en las mujeres (Fleck, S., Kraemer, W.J., 1997, 2004).

Ciertas evidencias nos indican que la ganancia de fuerza en mujeres puede establecerse en un periodo de 3 a 5 meses, sin progresar tanto como en el caso de los hombres, sobre todo si hablamos del tren superior, donde la fuerza tiende a ser en un porcentaje considerablemente menor que al de los hombres. (Häkkinen, K.A., et al., 1989; Häkkinen, K.A., 1993).

Algunos puntos donde puede existir diferencia son los siguientes:

- Los músculos de las mujeres tienen una mayor cantidad de grasa en cierta sección de sus músculos.

- Los cambios en ganancia de fuerza y adaptaciones de fibras musculares tienden a producirse más rápidamente en mujeres.

- Aunque los valores de fuerza absoluta son mayores en los varones, los aumentos relativos (en porcentaje) pueden ser iguales o mayores en las mujeres.

¿Si no me duelen mis músculos al día siguiente, no estoy entrenando con la intensidad suficiente?

Si bien el dolor muscular es un buen indicador, no debería presentarse con demasiada intensidad después de cada entrenamiento.

Es común que las personas asocien el dolor muscular o también llamado agujetas a un buen entrenamiento con pesas, el nombre correcto es DOMS por sus siglas en inglés, el cual es "dolor muscular de aparición tardía" y la causa ha tenido muchas teorías como la teoría térmica, teoría isquémica, teoría inflamatoria, teoría metabólica o acumulación del ácido láctico, pero actualmente la más aceptada es la teoría mecánica, por lo cual será la única en la que entraré más en detalle.

Teoría mecánica: Se basa en la observación de lesiones microscópicas en el músculo, después del ejercicio, esencialmente cuando se practica ejercicio anaeróbico y estas lesiones se producen principalmente en la fase excéntrica del ejercicio, la cual es donde el músculo se extiende realizando una tensión, algunos ejemplos de esta fase son en la sentadilla, cuando bajas o en el curl de bíceps cuando llevas la barra hacia abajo.

Por lo tanto, el dolor muscular al día siguiente después del entrenamiento, se relaciona principalmente a la ruptura de fibras musculares, por lo cual una reducción del DOMS está directamente racionado a una menor ruptura de fibras.

Si esto ocurre puede deberse a varios factores importantes, en los cuales los más destacables son:

- Las cargas que utilizamos en nuestro entrenamiento realmente no son tan elevadas.

- La carga si es elevada pero el organismo se ha adaptado a ella.

Esto depende de cada persona, ya que algunos de sus grupos musculares son más o menos propensos a presentar agujetas.

En conclusión, tener dolor al día o días siguientes después entrenar es un buen indicador, pero las últimas investigaciones nos indican que el tener agujetas habitualmente pueden significar que la persona ha excedido su capacidad de recuperarse, mientras que las agujetas ocasionales pueden ser mejores indicadores de un correcto entrenamiento.

Para prevenir un dolor muscular excesivo después de un entrenamiento, puedes poner en práctica los siguientes puntos:

- Realiza un correcto calentamiento y estira los músculos suavemente al finalizar tus entrenamientos.

- Recuerda siempre establecer un aumento progresivo de la intensidad del entrenamiento para ir poco a poco adaptando las fibras musculares a esfuerzos cada vez mayores.

- Realiza un entrenamiento de baja intensidad durante tus días de descanso, puedes salir a caminar, utilizar algunos minutos la caminadora o elíptica a intensidades bajas, eso ayudará a recuperarte más rápido.

¿En cuánto tiempo veré resultados considerables en mi físico entrenando con pesas?

Depende de tu objetivo y tu definición de resultados significativos.

El primer día que comiences a entrenar comenzarán a realizarse cambios en tu cuerpo.

- Mayor reserva de glucógeno muscular.

- Hipertrofia muscular.

- Una mayor irrigación sanguínea.

- Estimulación del sistema cardiopulmonar.

Estos solo por mencionar algunos, los cambios en la parte física varían de persona a persona, de manera general podrás notar cambios en peso, tallas y ropa más holgada o ajustada (Depende de tu objetivo) a las pocas semanas después de iniciar, esto claro, si lo complementas con un plan de alimentación enfocado a tus objetivos, si no es así puedes tardar más tiempo en ver resultados o incluso pasaran años sin que puedas notar cambios realmente significativos.

Pero si lo que buscas son cambios físicos que ayuden a tener un mejor desempeño en un deporte en particular o desarrollar una habilidad nueva, mediante el trabajo con pesas, será importante aplicar en mayor medida el principio de especificidad, este principio se refiere a entrenar en lo que se va a competir, o realizar lo que se quiere desarrollar, debido a que existe un hecho biológico, el cual indica que mediante los diversos tipos de entrenamientos se provoca un estímulo sobre órganos y sistemas en específico, los cuales traerán consigo adaptaciones específicas. El principio suena tan simple que podríamos decir que si buscar mejorar la altura de salto deberías de saltar o si quieres mejorar tu tiempo de natación deberías de nadar lo más rápido que puedas, pero no es así, primero debemos de tener en cuenta que existen tres tipos de especificidad en el ámbito deportivo, la metabólica, biomecánica y contextual, por lo tanto, depende que habilidad, movimiento o condición queremos mejorar elegiremos la especificidad que debemos de trabajar.

- Especificidad metabólica: En este tipo se aplica que tipo de sistema energético queremos estimular, existen tres tipos, los cuales te los mencionaré por el sustrato que utilizan para obtener energía:

(a) Fosfato creatina: Utiliza las reservas de fosfato creatina de los músculos y solo es por alguno segundos.

(b) Glucolítico: Utiliza la glucosa como energía proveniente principalmente los carbohidratos de la dieta.

(c) Oxidativo: Utiliza las grasas como energía proveniente principalmente del tejido adiposo.

Todos estos sistemas se ven estimulados durante el ejercicio, pero unos en mayor o menor medida debido a la duración e intensidad del ejercicio.

Estimular un sistema hará que este se vuelva más eficiente en el proceso de obtención de energía, como ejemplo, podemos tomar a un corredor de fondo cuya prueba demande cierta intensidad y un estímulo principalmente al sistema oxidativo y en vez de correr puede realizar una sesión de bicicleta, elíptica o natación a una intensidad determinada, en la cual se esté estimulando el sistema oxidativo, mismo que utilizaría en una carrera de fondo.

- Especificidad biomecánica: Este tipo de especificidad es el más común, se refiere a un estímulo de los músculos y el sistema nervioso, los músculos se harán más fuertes para la demanda que se les exija y el sistema nervioso estará adaptado a realizar el movimiento de una manera más coordinada, rápida y con un rango de movimiento más adecuado, en este tipo de especificidad es aplicable el tipo de consejos donde si se quiere mejorar el salto vertical pues salte verticalmente y si se quiere mejorar en la sentadilla pues haga sentadilla.

- Especificidad contextual. Este tipo de especificidad hace referencia como su nombre lo indica al contexto donde se llevará a cabo una competición o prueba física, aquí debemos de simular las condiciones ambientales en el entrenamiento, puede ser la temperatura, los materiales, motivación, colores del contexto, dimensiones del espacio competitivo, comidas intra-entrenamiento si el deporte lo requiere y lo que resulta aún más importante la altura del lugar en metros sobre el nivel del mar, ya que una variación importante de esta última al momento de la competición puede dar un mayor o menor aporte de oxígeno a la deportista, afectando directamente su rendimiento.

En conclusión, los cambios que esperes obtener dependen de tus objetivos y el proceso en el cual trabajes para lograrlos, te mencioné puntos importantes a considerar si lo que buscas es una mejora de tu estética, salud o aumentar el rendimiento en algún deporte en particular.

¿Cuántos días por semana debería entrenar mis piernas?

Los que mejor se adapten a ti.

Sé que mi repuesta no es del todo concreta o no cumple con la expectativa de lo que esperabas leer en esta pregunta; pudiera mencionarte un sinfín de investigaciones en cuanto a crecimiento muscular del tren inferior integrando 1, 2, 3 ò 4 días de entrenamiento, así como diferentes sistemas de entrenamiento, hablarte sobre la integración de ejercicios de predominante de cadera o predominantes de flexión de rodilla, entre muchos otros factores a considerar, pero con este libro trato de ser lo más conciso posible, ofrecerte una respuesta digerible, que en verdad se pueda adaptar a ti.

Por lo tanto, en lo que se refiere a la mejor frecuencia de entrenamiento para tus piernas, no existe un número mágico que a todas les servirá y les dará grandes resultados, cada persona tendrá un número diferente que le ofrecerá los mejores progresos, este número al que me refiero dependerá de muchos factores y características individuales de cada mujer, así como su nivel de entrenamiento.

A pesar de menciono que no existe un "número mágico" de entrenamiento por semana para obtener progresos, la más reciente bibliografía nos indica que una buena estrategia es entrenar tus piernas 1 o 2 veces por semana si eres alguien principiante y que recién comienza a entrenar y 2 a 3 veces por semana si eres alguien con un mayor nivel entrenamiento, tolerancia a la fatiga y mejor recuperación muscular.

¿Niñas en el alto rendimiento?

Debemos de comprender que las niñas no son adultas pequeñas, no debemos hacer comparaciones ni adaptaciones del entrenamiento a su proporción de tamaño, debido a que tienen características psicológicas, anatómicas y fisiológicas diferentes.

El deporte es una gran herramienta para mejorar en muchos aspectos en cualquier edad, pero no deja de ser una actividad competitiva, llevando a sus practicantes a realizar actividades cada vez más intensas, incluso a pesar de ser niños, este es un proceso natural que generalmente es bueno, pero esto no es siempre, citando al médico suizo Paracelso "El veneno está en la dosis" y con ello me refiero a que debe de existir un equilibrio entre la mejora del rendimiento, la salud y la calidad de vida, ya que un exceso de entrenamiento provocará consecuencias importantes en la salud de las niñas.

Por lo tanto, la respuesta a esta pregunta está dirigida especialmente a padres, entrenadores, maestros o cualquier persona que esté involucrada en el entrenamiento de una niña o adolecente, la cual se encuentre en un alto nivel competitivo y por ende con un alto nivel de entrenamiento.

Aquí me gustaría resaltar el profesionalismo, calidad y cuidado que debe tener el entrenador de cualquier disciplina deportiva en cuanto al desempeño físico de las niñas, ya que existe evidencia de un retraso de la primera menstruación (Menarca) relacionado a entrenamientos intensos, también está relacionado con un bajo peso corporal y un bajo nivel de porcentaje graso.

Pero esto no solo se presenta en niñas o adolecentes sino también en cualquier mujer joven o de edad adulta que está bajo un gran nivel de estrés por sobre-entrenamiento o tenga bajos niveles de peso y grasa corporal, en este caso sería una suspensión de la menstruación llamado también como amenorrea deportiva

Debemos de estar al tanto de las necesidades de las menores, al iniciar cualquier práctica deportiva es vital una asesoría con el nutricionista y se vuelve aún más importante si se trata de una niña o adolecente por la etapa de la vida donde se encuentra; el poder cubrir todas sus necesidades nutricionales y de descanso es crucial para su correcto desarrollo y maduración.

¿Cuál es la mejor edad para que las niñas o adolecentes inicien un entrenamiento de fuerza?

Aún no existe una edad específica e ideal, pero entre más temprano se incluya es mejor.

"Doctor, ¿A qué edad puede mi hijo empezar a entrenar conmigo en el gimnasio?" Esta puede ser una pregunta que se planteen muchos padres, profesores de educación física y entrenadores en algún momento de su tutela o carrera profesional. Seguramente el doctor, de buena fe, pero desde la más absoluta ignorancia sobre el tema, conteste: "Hasta que el niño no haya acabado su pleno desarrollo físico (músculo-esquelético) debemos esperar…" (García-Orea, 2014).

Antes que nada, debemos de conocer que al referirme con un entrenamiento de fuerza no es precisamente un entrenamiento de pesas dentro de un gimnasio, existen más variables las cuales es importante considerar y más aún si se trata de niñas o niños.

Primero conoceremos las principales características a tener en cuenta en un entrenamiento que diferencia a los niños de los adultos.

El músculo esquelético del niño que está por comenzar la adolescencia es más elástico, tiene poco tono y definición, en cambio el músculo esquelético del adulto posee mayor irrigación y flujo sanguíneo, junto a su gran densidad mitocondrial (Orgánulo de la célula encargado de producir energía mediante la oxidación de ácidos grasos) lo predisponen para realizar trabajos fundamentalmente aeróbicos especialmente fraccionados o esfuerzos intermitentes de alta intensidad y corta duración alternados con pausas relativamente cortas ya que su capacidad de recuperación entre esfuerzos intensos es sumamente eficiente (Faigembaum 2000, Klimt 1987).

También se debe considerar que los niños al no tener completamente desarrollados los sistemas energéticos encargados de convertir la glucosa en energía y mostrar una tendencia a reclutar una menor cantidad de unidades motoras rápidas (Parte del sistema nervioso, encargadas de inervar a los músculos para que por medio de impulsos nerviosos, estos puedan contraerse), producen menor fuerza y potencia, no sólo en términos absolutos sino también cuando se los relaciona al peso corporal y por lo tanto, es posible que además de las diferencias en sus dimensiones corporales y madurativas, el nivel de esfuerzo producido es sensiblemente inferior (Falk & Dotan 2006).

En el crecimiento del sistema esquelético se posee gran movilidad, huesos largos y flexibles. Las curvas de la columna vertebral se establecen entre 6 a 12 años, notándose un crecimiento más acelerado de este segmento respecto de las extremidades. De esta manera, es esencial que en los inicios de la formación deportiva se comience con ejercicios de fuerza que acentúen la participación de la musculatura del tronco y no tanto la de las extremidades (Bompa 2003, Klimt 1987).

El sistema nervioso se encuentra en pleno proceso de maduración y desarrollo, el tiempo de reacción mejora luego de los 6 años y hacia los 9 o 10 años se alcanza la fase de máximo aprovechamiento coordinativo en donde se obtiene una gran capacidad para aprender gestos técnicos y veloces (Faigenbaum 2000, Klimt 1987, Martin, et al. 2005b).

Al conocer las características más generales en cuanto a la fisiología del niño respecto al entrenamiento, podemos comprender que la parte realmente importante, no es "cuando" si no "como" y con ello me refiero a el personal encargado de prescribir ejercicio al niño, el cual debe de estar realmente preparado para hacerlo, evitando cualquier lesión o complicación y que a su vez pueda tomar el máximo provecho de los entrenamientos de fuerza como lo son; una mejora en la coordinación, prevención de lesiones, salud ósea, competencia motriz, mejorar su composición corporal, etc.

En conclusión, se debe incluir ejercicio de fuerza desde cualquier edad ya que traerá consigo muchos beneficios, **PERO SIEMPRE Y CUANDO SEA CON LA ADECUADA PRESCRIPCION Y SUPERVICION DE UN PROFESIONAL CORRECTAMENTE CAPACITADO PARA LA TAREA.**

Respecto a mi peso corporal. ¿Correr puede ser sano para mí?

El correr es considerado una actividad física que conlleva impacto sobre las articulaciones, principalmente en rodillas, tobillos y cadera, entre mayor sea el excedente de peso mayor será el estrés en estas articulaciones, pero debemos destacar que el excedente de peso es en referencia a grasa corporal ya que generalmente un exceso de grasa es un factor que indica una vida sedentaria, por lo tanto las articulaciones no están preparadas para soportar tal impacto, también se deben evitar otros ejercicios como los saltos, de realizar este tipo de ejercicios en esas condiciones puede traer consigo lesiones, dentro de las más frecuentes son:

- Periostitis tibial: La cual es una inflamación del tejido que recubre cierto hueso de nuestro pie llamado tibia.

- Tendinitis rotuliana: Esta se produce por una inflamación del tendón del cuádriceps, lo cual producirá dolor.

Entonces, si recién comienzas a realizar ejercicio es importante determinar tu IMC para conocer si es viable que puedas incluir el correr como una rutina diaria de ejercicio, puedes encontrar muchas aplicaciones que determinan tu IMC en tu celular, pero te indico la manera de realizarlo manualmente mediante el siguiente proceso.

Para conocer en que rango te encuentras utiliza la siguiente formula:

Índice de masa corporal.

$$IMC = \frac{Peso\ (Kg)}{Altura\ (Metros)^2}$$

Ejemplo: Peso 60 kg, altura 1.60 metros

$$IMC = \frac{60}{1.6 \times 1.6}$$

$$IMC = \underline{23.43\ kg/m^2}$$

Cuando tengas el resultando compáralo con los siguientes parámetros.

Clasificación de la OMS	
Clasificación	**IMC (Kg/M^2)**
Bajo peso	Menor a 18.50
Normal	18.5 – 24.99
Sobre peso	25 – 29.99
Obesidad tipo 1	30 – 34.99
Obesidad tipo 2	35 – 39.99
Obesidad mórbida	Mayor de 40

Si quieres comenzar a correr o piensas competir en un futuro en un maratón, medio maratón o una prueba similar te recomiendo considerar los siguientes puntos:

- Perder peso antes de comenzar a correr, al menos hasta llegar a un rango de sobre peso.

- Seleccionar ejercicios de menor impacto. (Elíptica, bicicleta o actividades acuáticas.)

- También es importante que fortalezcas estructuras articulares y ligamentos mediante simulaciones de la técnica de carrera.

- Evaluar tus patrones de movimiento para conocer tu grado de elasticidad.

- Una vez que comiences a correr, hacerlo con una progresión gradual, pudiendo alternar correr-caminar.

¿Ejercicio en la mujer posmenopáusica?

La menopausia a rasgos generales puede definirse como la etapa de la vida en que la mujer deja de menstruar con regularidad, se pierde la capacidad de reproducción de la mujer y suele ser entre los 40 y 50 años.

Este proceso está acompañado de grandes cambios físicos y hormonales, los años posteriores a este proceso son de vital importancia para una mejora en la calidad de vida de la mujer, puede tomar el camino del sedentarismo o realizar alguna práctica deportiva acompañada de buenos hábitos alimenticios.

La mujer físicamente activa puede ser fisiológicamente diez o veinte años más joven que una mujer sedentaria de su misma edad, ya que la edad cronológica y la edad fisiológica no son lo mismo, la edad cronológica corresponde a los años que hemos vivido desde nuestro nacimiento, en cambio, la edad fisiológica hace referencia a la edad de tu organismo y está relacionada a tu estilo de vida, debido a una adaptación que tienen todos los sistemas fisiológicos del cuerpo a las actividades cotidianas (Hábitos alimenticios, descanso, bajo nivel de estrés, etc.).

Al momento de entrenar lo más importante para cualquier programa de ejercicio siempre será tomar en cuenta las características individuales de cada persona, pero se vuelve aún más importante en las personas de 50 años o más. Los aspectos más importantes que tu entrenador debe de tener en cuenta al momento de la prescripción de ejercicio son los siguientes:

- Adaptar de manera gradual el cuerpo a las demandas físicas.

- Tener en cuenta problemas médicos importantes como enfermedades cardiovasculares.

- Tener en cuenta problemas ortopédicos y lesiones musculares.

- Dar importancia a caminatas enérgicas y ejercicios de flexibilidad, pero omitiendo ejercicios de tipo balístico donde los movimientos son rápidos

- Si el contexto lo permite, dar prioridad a la natación.

En conclusión, si tú ya pasaste por dicha etapa y recién comienzas a entrenar, no te desanimes ni tengas metas pequeñas en el entrenamiento, nunca es tarde para comenzar, solo ten en cuenta los puntos anteriores al momento de ejercitarte.

Datos importantes:

Una mujer de Seattle de 74 años de edad recorrió en bicicleta 500 km a través de China, o desde Fairbanks hasta Anchorage, y además cruzó, continentalmente todos Estados Unidos. Una mujer californiana de 80 años escaló la montaña Whitney (4200 m). Un sin número de mujeres, de 50 años y más, corren 10 km, maratones y supermaratones. ¿Son estas mujeres excepcionales, o somos nosotros quienes subestimamos las capacidades de las mujeres de esta edad? (Drinkwater, 2006)

Además de un aumento de masa muscular o disminución de grasa corporal. ¿Qué otros cambios ocurren en mi cuerpo con el entrenamiento de pesas?

- Existe una mejora de la memoria y procesos cognitivos.

- Aumenta la densidad ósea.

- Mejoran los tiempos de reacción.

- Existe una mayor sensibilidad a la insulina.

- Fortalece ligeramente el sistema cardiopulmonar.

- Reduce los niveles de estrés.

- Mejora la percepción corporal.

. Mejora la coordinación contráctil de los músculos.

-Aumento de la síntesis neta de colágeno.

- En el adulto mayor que realiza ejercicios de fuerza existe una menor perdida de densidad ósea.

- Mejora la postura, optimizando el control postural.

- Previene lesiones.

- Mejora la percepción espacio-tiempo.

- Disminuye los dolores de la menstruación.

- Mejora el desempeño sexual.

- Aumenta tu disciplina.

¿Calambres durante el ejercicio?

Los calambres musculares que se presentan durante el ejercicio, se deben a una contracción involuntaria del músculo esquelético, transitoria, pero intensa y dolorosa, también se puede presentar después del periodo de actividad física. Es sumamente impredecible, y algunas personas son más susceptibles a sufrirlos que otras, pueden estar involucrados músculos pequeños como los que integran a las manos o pies o múltiples grandes grupos musculares como cuádriceps o pectorales.
Los calambres también pueden ocurrir en ausencia de ejercicio como en el embarazo o en quienes reciben diálisis renal, como efecto secundario de algunos medicamentos.

Dentro del ejercicio los calambres pueden deberse a varios factores:

- Temperaturas de aire altas.

- Consumo excesivo de agua ocasionado por sequedad de la boca y garganta.

- Trabajo continuo e intenso sin una adaptación previa (Fatiga excesiva).

- Deshidratación o sobre hidratación.

- Perdida de minerales (Sodio y cloruro).

Para no presentar calambres en tus entrenamientos debes de evitar los puntos anteriores, también otro factor que puede ayudarte en la resolución de calambres es estirar los músculos afectados.

CAPITULO II: NUTRICIÓN.

La Organización Mundial de la Salud (OMS) define a la nutrición como la ingesta de alimentos en relación con las necesidades dietéticas de un organismo y para que sea llamada buena nutrición debe de ser una dieta suficiente, equilibrada y combinada con ejercicio físico regular e ingesta adecuada de agua simple potable. Este concepto aplica sea cual sea tu sexo y edad.

La nutrición y alimentación son conceptos sumamente relacionados entre sí, teniendo ambas una actividad fundamental en nuestra vida, forman parte importante en la socialización del ser humano y su relación con el medio que le rodea, como lo es la distribución geográfica, variabilidad ecológica, cultural y económica.

A pesar que la alimentación es de suma importancia sin importar sexos y características físicas individuales, cobra singular interés en el caso del sexo femenino, como ejemplo podemos partir del periodo de la adolescencia, el cual está marcado por el inicio del desarrollo de las características sexuales secundarias, las cuales tienen un más adecuado desarrollo si se cumple con las necesidades nutricionales requeridas, tanto en niños y niñas, así mismo la mujer en cualquier edad debe de cuidar su estado de nutrición ya que a diferencia del hombre tiene una mayor variación hormonal a lo largo del mes, incluso puede presentar problemas con la menstruación, también debe de estar preparada para un posible embarazo, eventos deportivos o simplemente un estilo de vida normal que siempre requiera mantener en óptimas condiciones su estado físico y procesos cognitivos. Por otra parte, una correcta alimentación disminuye la incidencia de enfermedades metabólicas y crónicas como hipertensión arterial, diabetes, obesidad, algunos tipos de cáncer, entre muchas otras.

La alimentación también cobra suma importancia en el grupo de mujeres mayores de 60 años, en él se tienen necesidades nutricionales diferentes, ya sea por una disminución de la actividad física, una disminución de peso, cambios en su composición corporal o por la presencia de alguna patología.

Para aumentar mi masa muscular ¿Tengo que consumir proteína en polvo?

No, no es estrictamente necesario.

En los gimnasios y redes sociales estamos bombardeados por campañas de mercadotecnia de una gran cantidad de suplementos y sumando a esto los "profesionales" encargados de entrenarte, quienes en muchas ocasiones solo quieren venderte suplementos y asegurarse una cantidad de dinero fácil, pues a pesar de esto no debes dejarte llevar con promesas falsas y productos milagro, la ganancia de masa muscular es un resultado que se obtiene por múltiples factores, dentro de los que pueden destacar:

- Sexo
- Edad
- Genética
- Correcto descanso
- Progresión y correcta estructura de tu entrenamiento
- Correcta alimentación en base a tus objetivos.

En este último punto es donde haremos énfasis, ya que dentro del mismo es donde se encuentra la suplementación. En el caso específico del suplemento de proteína debemos de tener en cuenta que existen gran variedad de tipos, los cuales a su vez cuentan con diferentes cualidades y características, ayudan a desarrollar, mantener y reparar los músculos, mejora la respuesta del organismo al entrenamiento atlético y reduce el tiempo de recuperación después de un entrenamiento.

Las proteínas están formadas por aminoácidos (Elementos que componen a los músculos y proteínas). El organismo produce algunos aminoácidos, pero necesita obtener otros de los alimentos (Aminoácidos esenciales). Los alimentos de origen animal, como la carne, el pollo, el pescado, los huevos y los productos lácteos contienen todos los aminoácidos esenciales.

Los alimentos derivados de plantas, como granos y legumbres contienen diferentes tipos de aminoácidos esenciales, por lo tanto, una manera de obtenerlos todos sería mediante la combinación de alimentos. Los suplementos de proteína en polvo contienen estos aminoácidos esenciales.

En el contexto del entrenamiento he visto un sinfín de casos donde las personas prefieren comprar un suplemento alimenticio que acudir a una consulta nutricional, esto es un **GRAN ERROR** porque si no tienes como base una alimentación planificada **NUNCA** llegarás a tus objetivos por medio de suplementación, no importa lo que las marcas y vendedores te prometan.

Pero esto tampoco debe malinterpretarse, la minoría de la suplementación deportiva es buena, si se complementa con los últimos tres puntos mencionados anteriormente, puede ayudarte a pulir detalles y salir de un estancamiento, pero solo eso, **NO** te ayudará a conseguir de manera acelerada tus objetivos.

En conclusión, siempre prioriza un entrenamiento y alimentación estructurados a tus objetivos, acompañados de un correcto descanso e incluye la suplementación cuando tu nutriólogo te lo indique, así que deja de gastar tu dinero sin sentido y utilízalo sabiamente.

¿Qué suplementos deportivos son recomendables y cuáles no?

Todo depende de tu objetivo.

La suplementación deportiva va en aumento con el paso de los años, a la par del crecimiento de los gimnasios y la industria del fitness, hoy en día existen suplementos muy innovadores, con un gran número de beneficios para ofrecernos; debido a ello la gran mayoría de consumidores lo hacen tratando de sustituir su mala alimentación con la ingesta de algún suplemento, logrando con esto, solo gastar su dinero de manera innecesaria.

Lo ideal es realizar la compra de uno o varios suplementos cuando ya se cuenta con un programa de alimentación y entrenamiento de acuerdo a su medida.

Veremos cuales suplementos realmente nos pueden traer beneficios en nuestros entrenamientos e impulsar nuestros resultados.

La mejor clasificación en cuanto al uso de los suplementos fue elaborada por el Instituto Australiano Del Deporte, se actualiza constantemente y se divide en cuatro principales categorías:

(A) Efectivos: Son suplementos que aportan la energía necesaria para suplir las necesidades calóricas diarias de los individuos y/o la mayoría de los estudios en poblaciones relevantes muestran que la sustancia es efectiva y segura. Algunos ejemplos son:

- Bebidas con carbohidratos o electrolitos.
- Geles deportivos.
- Confitería deportiva.
- Proteína de soya o suero de leche.
- Barras deportivas.
- Suplementos de calcio.
- Suplementos de hierro.
- Probióticos.
- Algunos multivitamínicos.
- Vitamina D.
- Cafeína.
- Creatina.
- Bicarbonato.
- Beta alanina.

(B) Posiblemente efectivos: Son suplementos con estudios iniciales que soportan algunos racionamientos teóricos pero que actualmente requieren más investigación para determinar como el suplemento puede afectar el entrenamiento y/o rendimiento deportivo. Algunos ejemplos son:

- Antioxidantes C y E.
- Carnitina.
- HMB.
- Aceites de pescado.
- Glucosamina.
- Quercetina
- Cúrcuma
- Glutamina.
- Algunas bayas exóticas como el Goji

(C) Suplementos con limitadas pruebas en efectos benéficos: Son suplementos con bases teóricas razonables pero que carecen de suficiente investigación científica que pueda validar su uso actual. Algunos ejemplos son:

- Ribosa.
- Lactaway.
- Coenzima Q10.
- Ginseng.
- Glucosamina.
- Aguas oxigenadas.
- Aceites MCT.
- ZMA.
- Inosina.

Estos son algunos ejemplos, pero si tienes duda de un suplemento en particular y no se encuentra en el grupo A o B muy probablemente se encuentra en este grupo.

(D) Aparentemente inefectivos o suplementos prohibidos: Son suplementos que carecen de bases metabólicas teóricas y/o que en investigaciones científicas los autores han concluido ser inefectivos. Algunos ejemplos son:

- Efedrina.
- Estricnina.
- Sibutramina.
- DMAA.
- DMBA.
- Algunos estimulantes a base de hiervas.
- Pro hormonas o elevadores de hormonas (Boosters).
- Glicerol.
- Calostro.

Ya que conocemos la clasificación me gustaría presentarte más información sobre los suplementos que presentan solidez científica en su uso.

- Creatina: Actualmente es el suplemento que cuenta con mayores investigaciones científicas y también con mayor evidencia sólida sobre su uso, ayudando a incrementar la fuerza, masa muscular y mejorar el rendimiento en deportes que se realicen a una intensidad máxima o sub máxima. Actualmente no se han encontrado efectos adversos cuando su consumo es menor a 30 gr al día.

-   Beta-Alanina: Es un aminoácido no esencial, al decir no esencial me refiero a nutrientes que sintetiza nuestro organismo de manera endógena, pero también los podemos obtener de manera exógena.
    Durante entrenamientos intensos aumenta la acides en nuestro medio muscular y la manera en la cual nos ayuda este aminoácido, es controlado la acidez. Su dosis recomendada ronda los 3 a 6 gr/ día. En un exceso puede traer como efectos secundarios sensación de hormigueo y picazón en la piel, principalmente en la cara, oídos y manos.

-   Proteína en polvo: Es un macronutriente de suma importancia para que las adaptaciones al entrenamiento puedan llevarse de una forma óptima, su uso debe de combinarse con la proteína que nos aportan los alimentos. Para conocer la dosis adecuada depende de las características individuales de la persona, como de la cantidad de proteína que ya se consume por medio de los alimentos. Si la persona no tiene un exceso en su consumo y no tiene ninguna nefropatía (Enfermedad en riñones), no hay efectos secundarios.

- Cafeína: Tiene una eficacia comprobada para estimular nuestro sistema nervioso, nos ayuda mejorando la velocidad, fuerza, potencia, resistencia muscular, riego sanguíneo, aporte de oxígeno, mejora la tolerancia al dolor, reduce la fatiga muscular y también mejora la utilización de sustratos como energía para la actividad que estemos desempeñando. La dosis para obtener tales beneficios es de 3 a 6 mg/kg/día, la tolerancia irá en aumento con el paso del tiempo. Un exceso o consumo prologando puede traer efectos secundarios a nivel cardiovascular.

- Bicarbonato de sodio: Este suplemento ayuda principalmente a controlar la acides en el organismo y no es común verlo como suplemento deportivo ya que su forma casera es altamente efectiva. La dosis recomendada es de 300 mg/kg/día, la cual debe consumirse una hora antes de la actividad física, ayudando ´principalmente en esfuerzos de alta intensidad. Su principal efecto secundario son problemas gastrointestinales.

- Carbohidratos: También es otro macronutriente, pero como suplemento lo abordaremos principalmente en su uso dentro de los entrenamientos o competencias, se vuelve indispensable su suplementación cuando el esfuerzo físico se acerca o sobrepasa las 3 horas de actividad. Su dosis recomendada es de 60 a 90 gr/hr, generalmente en una mescla de 2 a 1 glucosa/fructosa. Los efectos secundarios de uso son problemas gastrointestinales, pero solo si existe un exceso o no se realiza la mezcla adecuada, también si el deporte que se practica no es tan demandante para la utilización del suplemento.

En conclusión, existe una amplia variedad de suplementos, la recomendación de cual o cuales utilizar siempre debe de ser por parte del nutricionista, pero gracias a esta clasificación puedes tener una idea muy realista de cuales suplementos te servirán y cuales son productos de solo mercadotecnia; si te gustaría conocer los efectos de algún suplemento en especial o tienes más dudas con respecto a suplementación puedes contactarme por alguna de mis redes sociales, las cuales las encontrarás al final de este libro..

Creatina, el suplemento estrella.

La creatina no es superior a otros suplementos alimenticios, ya que cada uno cumple y nos ayuda en diferentes funciones y contextos, me refiero a la creatina como suplemento estrella por ser el suplemento con mayor sustento científico. En esta respuesta profundizaremos más sobre todo lo que puede ayudarte este suplemento.
La mayoría de las personas subestima los efectos de la creatina y sus beneficios ocultos, los cuales pueden ser utilizados por cualquier persona sin importar si se es un fisicoculturista, atleta o una persona que no dedica grandes tiempos a ejercitarse. La creatina es conocida como una sustancia pleitrópica, lo cual significa que afecta a más de una característica corporal.

- Te hace más fuerte: Tras su ingesta puede generar un incremento de fuerza de un 8% y su suplementación cotidiana puede generar ganancias de fuerza de un 14% (Rawson y Volek, 2003).

- Aumenta tu masa muscular.

- Mejora la potencia cerebral: Uno de los depósitos de creatina en nuestro cuerpo se encuentra en el cerebro. Varios estudios han demostrado que la suplementación con creatina en vegetarianos y población de edad avanzada puede incrementar la función cerebral.

- Beneficios clínicos: La ingesta de creatina ha mostrado tener efectos neuroprotectores en enfermedades como Huntignton, Parkinson y Esclerosis lateral amiotrófica.

- Reduce los síntomas de depresión.

¿Cuánto tiempo debo de suplementarme con creatina?

Si el suplemento es solo creatina y no tiene algún otro suplemento agregado debes de saber que la suplementación con creatina por un largo periodo de tiempo no afecta negativamente ningún marcador del estado de salud (Kreider RB, et al. 2003).

La única población que puede afectarle el consumo de creatina es en quienes padecen alguna enfermedad renal, ya que puede traer consigo un mayor deterioro en la función renal.

¿Cuál es la mejor presentación de creatina?

Existen muchas formas diferentes de suplementos con creatina en el mercado. Sin embargo, se ha demostrado que no existen beneficios adicionales tras la suplementación con diferentes tipos de creatina a monohidrato de creatina, siendo este último la forma más económica, potente y poderosa que ha demostrado todos los beneficios descritos (Bonilla DA, 2003).

¿La creatina es segura?

La creatina es posiblemente el suplemento más seguro de todos los tiempos, sin estudios importantes que demuestren efectos adversos a corto o largo plazo. Por mucho tiempo las personas se han cuestionado la seguridad sobre los riñones, pero la administración con creatina largo y corto plazo ha probado ser segura sobre la función renal en personas con una dieta alta en proteínas, en personas con un solo riñón y en la población saludable en general (Lugaresi R, et al. 20013)

¿El utilizar suplementos de proteína hará que tenga acné?

No, en la mayoría de los casos.

Esta es una patología muy común ya que afecta al 80% de los adolescentes, su causa es por múltiples factores dentro de los cuales destacan:

- Un aumento en la secreción sebasea.

- Obstrucción de tus folículos pilosebaceos.

- Colonización bacteriana principalmente por bacterias llamadas P. acnés.

- Inflamación secundaria.

Pero también pueden estar incluidos otros factores como los raciales, genética, ciclo menstrual y embarazo.

En lo que respecta a la suplementación y la impresión popular que algunos alimentos puedan provocar lesiones de acné no está del todo comprobada científicamente, tampoco el contenido calórico de la dieta (Garriga M, 1996).

En conclusión, a pesar de que los estudios científicos en relación al acné y la suplementación no son del todo concluyentes, en ocasiones pueden presentar una reacción alérgica similar al acné por el consumo de algún suplemento, esto no indica que el suplemento sea malo, simplemente tuvo una reacción peculiar en ti, así que en la elección de cualquier suplemento hazlo de la mano con tu nutricionista, si es tu primera compra no la hagas en una presentación de gran tamaño, para que primero puedas probar cómo te sientes con el consumo de dicho suplemento y también notar la tolerancia con su sabor.

¿Puedo reducir mi grasa de manera localizada?

No de manera importante, al menos no mediante la alimentación y entrenamiento.

A lo contrario que muchos pudieran pensar, el cuerpo humano no puede perder grasa subcutánea o tejido adiposo al ejercitar ciertas áreas específicas del cuerpo.

Lo que si es cierto es que los ejercicios dirigidos a áreas específicas del cuerpo pueden utilizar grasa intramuscular como fuente de energía, pero la grasa intramuscular es una fuente de combustible almacenada dentro del músculo, y a diferencia de la grasa subcutánea, no tiene influencia sobre la salud o la apariencia física (Shoenfeld, 2011).

Para poder llegar a una apariencia estética y abdominales visibles, es la grasa subcutánea la cual debemos reducir su porcentaje y se logra principalmente mediante un déficit calórico.

En conclusión, la única manera de disminuir la grasa de forma localizada es mediante otro tipo de tratamientos estéticos, generalmente cirugía, así que enfócate en lo importante (Alimentación y ejercicio) y se paciente.

La triada de la mujer deportista. ¿Qué es?

Para responder esta pregunta me remonto a los años 70s, donde se desconocía lo que hoy llamamos la triada de la mujer deportista.

En esa década se publicaron estudios, donde encontraron gimnastas tan jóvenes que rondaban los 14 años y presentaban continuas fracturas, tenían huesos tan porosos como los de mujeres de más de 60 años, esto escandalizo al mundo científico, lo que dio lugar a descubrir "La triada de la atleta".

En sus inicios se refería a la combinación de tres patologías:

- Trastornos de la conducta alimentaria (Bulimia y anorexia).

- Amenorrea (Suspensión de la menstruación).

- Osteoporosis (Disminución de la densidad de los huesos).

Ahora ha evolucionado su diagnóstico, hoy en día se refiere a la combinación de tres factores:

- Disponibilidad energética (Baja cantidad de ingesta calórica).

- Función menstrual (Amenorrea o problemas menstruales frecuentes).

- Densidad mineral ósea (Baja densidad ósea).

La suspensión de la menstruación es el signo clínico más evidente, para muchas atletas de alto rendimiento dejar de menstruar puede ser algo común, pero en realidad es una señal de alarma muy importante. El dejar de menstruar se da gracias a una disminución hormonal, esta a su vez provoca la descalcificación del hueso, anteriormente mencioné que la amenorrea se da principalmente por un porcentaje de grasa corporal bajo, pero no es el único motivo, una gran cantidad de investigaciones han demostrado que también puede ser provocada por una deficiencia en el consumo de energía. Si las atletas no reponen las calorías que gastan en el entrenamiento, el cuerpo tomara como medida suprimir la menstruación.

Cualquier mujer que practique deporte está en riesgo de presentar algún componente de la triada, pero existen factores de riesgo que pueden aumentar la incidencia, dentro de los cuales destacan:

- Insatisfacción corporal, debida a presiones sociales o búsqueda del perfeccionismo estético.

- Especialización deportiva a corta edad.

- Alto volumen de actividad física en conjunto con una restricción energética importante.

- Competición en deportes de riesgo:

(A) Deportes en los cuales se resalta el peso corporal bajo (Carreras de largas distancias, ciclismo, esquí, etc.).

(B) Deportes en los que se requiere para la competencia ropa que revele la silueta (Natación, voleibol, buceo, etc.).

(C) Deportes en los cuales se utilicen categorías de peso para su participación (Deportes de combate, remo, carreras de caballos, etc.).

Al hacer mención de dichos deportes no se debe de entender que son inseguros, sino que, al realizarlos, debemos de comprometernos a llevar una adecuada alimentación y descanso para no presentar ningún problema de salud en un futuro.

En conclusión, si eres una deportista de competición, prepárate con un equipo multidisciplinario para evitar este contexto, si ya presentas algunas de las alteraciones que mencioné, ve de inmediato con un profesional de la salud para que pueda ayudarte a solucionar el problema, la triada de la atleta puede traer consigo consecuencias más graves de las ya mencionadas.

¿Cómo evitar la triada de la mujer deportista?

Como ya lo sabemos, la triada se presenta cuando existe una nutrición inadecuada combinada con ejercicio físico intenso y ello deriva a un déficit en energía.

Para evitar la triada de la atleta debemos de siempre tener en cuenta estos factores:

- Llevar a cabo un correcto programa de entrenamiento, ajustado en base a todas nuestras características individuales.

- Consumir una cantidad correcta de energía en nuestro día a día, también de nuestros macronutrientes (Proteínas, grasas y carbohidratos.) y micronutrientes (Vitaminas y minerales).

- Una correcta hidratación.

- Un óptimo descanso.

En conclusión, siempre debes de tener en cuenta lo importante que es cumplir con los puntos anteriores, los cuales puedes llevarlos a cabo fácilmente de la mano de tu entrenador y nutricionista.

Deseo iniciar una alimentación vegetariana o vegana ¿La suplementación es necesaria?

Si, generalmente solo de vitamina B12.

Una dieta vegetariana se refiere a una ausencia parcial o total de alimentos de origen animal y podemos encontrar diferentes tipos o variantes del vegetarianismo.

- Ovo-vegetariano: El único producto de origen animal que incluye en su alimentación son huevos.

- Lacto-vegetariano: Los únicos productos de origen animal que incluye en su dieta son lácteos y derivados (Leche, queso, yogurt, etc.).

- Lacto-ovo-vegetarianos: Es la combinación de los dos tipos anteriores.

- Semi-vegetariano: Consume menos carne que la mayoría de las personas y suelen autodenominarse vegetarianos, aunque estrictamente no lo serian.

- Veganos: Son quienes llevan una dieta basada exclusivamente en alimentos de origen vegetal, sin excepciones de ningún tipo, este último es el más vulnerable a presentar deficiencias de la vitamina B12.

La vitamina B12 es un micronutriente, esencial para todas las células de nuestro organismo. Los humanos no podemos sintetizarlo y, por lo tanto, dependemos de su ingesta por medio de la alimentación, también tiene que pasar por un proceso metabólico complejo para su absorción.

La deficiencia de esta vitamina se da principalmente en personas veganas o vegetarianas mal asesoradas y puede ser debido a una ingesta insuficiente o también por una mala absorción causada por defectos adquiridos o heredados que pueden interrumpir sus vías de absorción.

El grado de privación de alimentos de origen animal y el tiempo que se sigue ese estilo de vida, sin la asesoría de un nutricionista, son determinantes del estado de vitamina B12.

En conclusión, debemos de llevar una suplementación con vitamina B12 si iniciamos una alimentación vegana o vegetariana, pero siempre acudiendo a consulta nutricional para conocer la cantidad optima de suplementación.

El no llevar una correcta suplementación puede llevarte a desarrollar ciertas enfermedades como una anemia megaloblástica y es importante conocer que puede existir una deficiencia en su metabolismo y absorción en el adulto mayor sin la necesidad de que este sea vegano o vegetariano.

¿Dieta cetogénica?

Este tipo de dietas consisten en reducir la ingesta de hidratos de carbono, hasta tal punto donde nuestro organismo deja de utilizar glucosa como energía al existir bajas reservas de esta y comienza a utilizar cuerpos cetónicos como energía (Cetosis) en vez de glucosa proveniente de los carbohidratos, este tipo de dieta tiene ventajas y desventajas como cualquier otra y se debe adaptar solo si las necesidades individuales de la persona encajan con este tipo de alimentación.

Con esta respuesta pretendo desmentir los mitos más comunes en cuanto a este tipo de dietas, apoyándome por un artículo publicado por Ismael Galancho y el Dr. Borja Bandera, destacando los siguientes puntos importantes:

- Siempre es una dieta alta en proteínas: En realidad es una dieta moderada en proteínas, alta en grasas y pobre en hidratos de carbono.

- No es sostenible con el tiempo: Esto depende de la población que la utilice.

- Peligroso para los riñones: Aun no hay ninguna evidencia científica que lo compruebe.

- Tendrás deficiencias de nutrientes: Si está correctamente estructurada no debe de existir ninguna deficiencia de nutrientes.

- El sistema nervioso central solo funciona con glucosa: La realidad es que puede usar glucosa y cuerpos cetónicos como energía.

- Una dieta alta en grasas subirá tus niveles de colesterol y triglicéridos: Actualmente los estudios publicados no muestran una relación entre las dietas cetogénica y el aumento de colesterol y triglicéridos, esto si la dieta se estructura correctamente.

¿Cuál es la importancia de la microbiota intestinal y su relación con mi dieta?

La microbiota intestinal está compuesta por alrededor de 100 billones de microorganismos, sus principales componentes son bacterias, hongos, levaduras y virus (viroma intestinal), se adquiere al nacer y puede llegar a cambiar con la edad, dieta, lugar o el uso de antibióticos. Tiene funciones importantes como barrera, metabólicas, absorción de nutrientes y síntesis de vitaminas, a esto debemos de sumar el hecho que más del 50% de nuestro sistema inmune está en nuestros intestinos.

Algunas enfermedades son una consecuencia de un desequilibrio de nuestra flora intestinal, lo importante es que podemos cambiarla mediante nuestra dieta y determinar cómo afectan los nutrientes a nuestra población de bacterias que colonizan el tracto gastrointestinal.

Todo ello comienza con la lactancia materna, la cual es muy beneficiosa para una correcta colonización y maduración de las bacterias benéficas (bifidobacterias), en los niños alimentados con leche materna pueden alanzar una proporción de hasta el 90% de bifidobacterias, en el caso contrario los niños alimentados con formula alcanzan concentraciones más altas de bacteroidos y entrococos, las cuales son menos funcionales para nuestro organismo.

Actualmente la mayor parte de la población lleva una dieta alta en grasas saturadas y azucares, generalmente refinados y muy bajas en fibra.

Nuestra microbiota cambia y se adapta ante estos alimentos, viéndose reflejado en una disminución de las bacterias que más aportan beneficios a nuestro organismo.

En conclusión, el mantener una dieta adecuada trae consigo muchos mayores beneficios en nuestro organismo que solo mejorar nuestra apariencia física.

Probióticos, prebióticos y simbióticos como suplemento para la mejora de la flora bacteriana.

Primero debemos definir cada concepto.

- Probióticos: Son organismos vivos, los cuales los podemos ingerir en diferentes presentaciones comerciales y en la cantidad adecuada tienen un efecto beneficioso y saludable a nuestro organismo.

El producto más común en donde encontrarlos es en el yogurt.

Dentro de sus efectos benéficos destacan:

a) Protección frente a bacterias patógenas por la producción de sustancias llamadas bactericidas que actúan como antibióticos.

b) Regulación de función digestiva, aumentando la tolerancia a la lactosa y proteínas.

c) Actividad de prevención de alergias.

d) En el caso de adultos mayores, los probióticos favorecen aún más una composición equilibrada de la flora intestinal.

-Prebióticos: Es un tipo especial de fibra, capaz de actuar como "comida" para las bacterias de nuestra flora, así estimulan su crecimiento y actividad. La podemos encontrar presente en frutas y verduras. Dentro de sus efectos benéficos destacan:

a) Control del estreñimiento por el aumento de la masa fecal y mejoran la motilidad intestinal.

b) Supresión de diarrea, en particular la asociada a infecciones intestinales.

c) Reducen el riesgo de padecer osteoporosis, derivado del aumento de biodisponibilidad del calcio, junto con otros cambios fisiológicos que repercuten positivamente en la densidad y masa ósea.

d) Reduce la incidencia de cáncer de colon.

e) Disminución de riesgo de obesidad, en especial la relacionada a diabetes tipo 2, reduce enfermedades cardiovasculares relacionadas al descontrol de grasas en sangre.

-Simbióticos: Son alimentos o suplementos que dentro de su composición incluyen tanto probióticos como prebióticos, potenciando su efecto beneficioso para la salud intestinal. Un ejemplo es un preparado lácteo rico en fibra, fermentados por bifidobacterias, también lo podemos encontrar en presentaciones farmacéuticas.

Los BCAAS como suplemento deportivo.

Primero debemos de definir que son los Bcaas, son aminoácidos de cadena ramificada, los cuales son valina, leucina e isoleucina, son aminoácidos (Componentes que forman a las proteínas) y son esenciales ya que nuestro organismo no los sintetiza por si solo y tenemos que consumirlos mediante los alimentos.

Decidí separar este suplemento de la pregunta anterior de suplementación, principalmente por dos razones.

1.- No existe suficiente evidencia científica que lo avale como un suplemento altamente efectivo.

2.- Es importante hablar de él, ya que gran parte de los usuarios de gimnasio lo usan, lo recomiendan o lo venden.

En mi experiencia como nutricionista puedo percibir por parte de mis colegas una restricción total e incluso "satanizar" este tipo de suplementos, cuando en verdad tiene funciones que pueden servir para casos especiales, por ello debemos de tener en cuenta el contexto de cada persona, dieta habitual, hábitos alimenticios, objetivos, patologías, nivel de estrés y su calidad de vida.

La restricción que sufren estos suplementos se debe a instituciones altamente reconocidas como la propia International Sociaety of Sport Nutrition (ISSN) u otros organismos internacionales los cuales reconocen que la suplementación con BCAAS no beneficia el rendimiento deportivo ni la perdida de grasa en humanos sanos. A pesar de ello una reciente investigación por Mark Waldron y colaboradores, en el año 2017 demostraron que, en el objetivo de hipertrofia muscular, la toma después de entrenar de aminoácidos de cadena ramificada aceleraba el tiempo de recuperación muscular, pero debemos de tener en cuenta que los suplementos de proteína en polvo, en su mayoría ya tienen estos aminoácidos (valina, leucina e isoleucina) adicional a otros aminoácidos también esenciales.

Frente a esto el posicionamiento que tiene la Autoridad Europea de Seguridad Alimentaria en cuanto a las afirmaciones de la suplementación con BCAAS son los siguientes:

- Incremento de la síntesis de proteínas: NO HA SIDO ESTABLECIDA UNA RELACION CAUSA-EFECTO.

- Reducción del dolor muscular: NO EXISTEN DATOS VIABLES

- Rápida recuperación muscular de la fatiga después del ejercicio: NO HA SIDO ESTABLECIDA UNA RELACION CAUSA-EFECTO.

- Mejora de la función cognitiva después del ejercicio: NO HA SIDO ESTABLECIDA LA RELACION CAUSA-EFECTO.

- Aumento o mantenimiento de la masa muscular: NO HA SIDO ESTABLECIDA LA ELACION CAUSA EFECTO.

-   Protección del sistema inmune: NO HA SIDO ESTABELCIDA UNA RELACION CAUSA-EFECTO.

En conclusión, pueden aportar pequeños beneficios al momento de buscar un crecimiento muscular, pero no lo suficientemente importante como lo hacen los suplementos mencionados en la pregunta anterior de suplementación, entonces, si ya cumples correctamente tu plan de alimentación y buscas comenzar con la suplementación, hazlo dando prioridad a los productos con mayor aval científico como lo es la creatina, proteína en polvo (Ya contiene los Bcaas), beta alanina, bicarbonato de sodio y cafeína, eligiendo el o los que se adapten a tu objetivo y características individuales.

¿Funcionan los productos light?

En la actualidad las personas están mayormente preocupadas por lo que consumen, esto ha llevado a las marcas a lanzar los tan conocidos productos light.

¿Qué es un alimento light?

Se llama producto light a aquel alimento al que se le ha reducido el contenido de uno o más nutrientes, de los cuales pueden ser azúcares, sodio, grasa o calorías, como mínimo un 30% en comparación con su presentación original y esto no aplica a la mayoría de micronutrientes (Vitaminas y minerales).

Entonces cuando nos referimos a productos light puede ser por que hayan disminuido su contenido de diversos nutrientes, no precisamente de grasas y azucares. Por lo tanto, los productos light pueden ayudar en ciertos programas de pérdida de peso, pero el error más frecuente es que debido a la marca en la etiqueta como "light", el consumidor tiende a comer mayores cantidades de dichos alimentos, llegando a duplicar o triplicar la cantidad que debería de consumir.

Un claro ejemplo es el consumo de refrescos light, los cuales generalmente sustituyen el azúcar por edulcorantes. Así los consumidores tienen una gran ingesta de estos productos, justificando su bajo contenido calórico, pero a pesar de ello, los edulcorantes tienen recomendaciones de ingestas máximas por día, la cual puede superarse si se abusa del consumo de estos productos.

El hecho de que los alimentos tengan el etiquetado de producto light no significa que pueden ser consumidos libremente, debemos de recordar que un producto light no necesariamente será bajo en azúcar, grasa o calorías, leer y conocer el etiquetado te facilitará identificar cuál es el nutriente que se encuentra reducido, con ello tendrás una mejor elección de alimentos.

Hidratación en la mujer deportista.

La hidratación en el rendimiento físico de cualquier deportista juega un papel crucial, teniendo la misma importancia que la dieta y el correcto entrenamiento.

Una reducción de la cantidad optima de líquidos en nuestro organismo puede afectar nuestro desempeño y se ve directamente influenciada por la perdida en orina y nuestra tasa de sudoración, ello debido a que nuestro organismo trata de mantener un estado de homeostasis (equilibrio), entonces cuando la temperatura aumenta sobre los 37 grados centígrados nuestro cuerpo comienza con los mecanismos de sudoración, la producción de calor por los músculos está directamente relacionada a la intensidad de trabajo y también se ve influenciada por la temperatura y humedad del ambiente.

Riesgos de deshidratación.

Los factores que pueden influir a una deshidratación no solo es el clima, la humedad y la intensidad de trabajo físico, sino también la susceptibilidad de la persona.

La composición corporal tiene una relación muy estrecha para aumentar o disminuir la susceptibilidad a la deshidratación, los deportistas con una mayor masa muscular tienen mayor cantidad de agua corporal (10 a 15% más) y el que tenga mayor grasa corporal, lo contrario, menos agua corporal, visto de esta manera, un deportista que tenga una gran capacidad física y una composición corporal optima, será más eficiente en termino bioenergético y perdida de agua corporal, es por ello que resulta beneficioso optimizar la composición corporal en los deportistas.

Ahora bien, las necesidades de agua están condicionadas por varios factores como las características antropométricas de la persona (rasgos físicos y corporales), su cantidad de masa grasa, cantidad de masa muscular, genero, edad, ejercicio físico y el ambiente donde se practica el deporte.

Veremos las características de hidratación antes, durante y después de una competencia deportiva o entrenamiento donde la tasa de sudoración sea moderada o alta, pero antes para un mejor entendimiento debemos de saber que existen tres tipos de bebidas deportivas:

- Hipotónicas: Son aquellas que tienen una menor concentración de las sales en el medio externo de la célula en relación al medio interno de la misma.

Contienen una concentración de electrolitos menor que nuestras células.

- Isotónicas: Son aquellas donde la concentración de las sales es la misma en ambos lados de la membrana de la célula, por lo tanto, la disolución isotónica es la misma que en los líquidos del cuerpo y no altera el volumen de las células.

Contienen una concentración similar de electrolitos que nuestras células.

- Hipertónicas: Es aquella que tiene mayor concentración de sales en el medio externo.

Contienen una concentración de electrolitos mayor que nuestras células.

Características de hidratación antes de la competencia o entrenamiento.

Antes de comenzar una actividad deportiva de una duración mayor a 30 min, especialmente en ambientes calurosos (Mayor de 25 o 30 grados) o de gran humedad (Mayor de 55%) se debería de estar en un estado correcto de hidratación antes de comenzar la actividad.

- Bebida o comida alta en hidratos de carbono como frutas sin cascara, esto para que puedan ser bajas en fibra y dejen poco residuo.

- La National Atheltic Trainers Association recomiendan beber 500 ml de líquidos 2 horas antes del ejercicio.

Características de hidratación durante la competencia o entrenamiento.

- El líquido debe de tomarse en volúmenes NO muy grandes, para optimizar su asimilación.

- En ambientes muy calurosos o con condiciones de alta humedad la ingesta de 2 a 3 litros por día puede ser suficiente, en algunos casos siendo necesario hasta más de 4 litros por día.

- Beber líquidos con una concentración del 5 al 6% de carbohidratos durante la práctica deportiva hará que puedas mantener por más tiempo tu rendimiento físico.

- Como norma general, durante la actividad física de alta intensidad o en ambientes calurosos se recomienda hacer ingestas de 0.6-1 litro por hora, con tomas de 150 a 200 mililitros frecuentes, cada 15 a 20 minutos, pudiendo optar por bebidas isotónicas (Presentaciones como gatorade o powerade).

Características de hidratación después de la competencia o entrenamiento.

El poder establecer una correcta hidratación, es fundamental para que exista la recuperación después de un entrenamiento.

- Se debe hacer una reposición hídrica del 150 al 200% del peso que se perdió durante el entrenamiento o competición deportiva, para cubrir las pérdidas por sudoración y producción de orina.

- La bebida debe de ser ligeramente hipertónica, ya que juega un papel fundamental en la retención del agua porque aumenta la sed y reduce la orina producida por el consumo de agua sola.

- Algunas bebidas comerciales pueden tener un papel importante para una rehidratación como son los refrescos, estos pueden ayudar a restablecer el líquido perdido durante la actividad física pero no son adecuadas para la reposición de electrolitos porque no contienen las cantidades adecuadas de sodio y minerales, otras bebidas como los zumos también pueden verse contempladas para esta etapa, evitando la gasificación con el fin de minimizar molestias digestivas. Esta última recomendación se refiere para esfuerzos realmente intensos, un ejemplo sería un maratón.

En conclusión, debemos de darle suma importancia a la hidratación, una manera en que puedas notar tu estado de hidratación es mediante el color de tu orina, una orina incolora (No amarillenta y tono claro) muestra una orina diluida, significado que hay una correcta hidratación, por el contrario, una coloración muy obscura indicaría un estado de deshidratación parcial.

Fibra alimentaria ¿Cuál es su importancia?

La fibra alimentaria es un componente formado por partes comestibles de plantas, pero que nuestro organismo no pude digerir ni absorber, por lo cual llegan intactas al intestino grueso. La fibra se clasifica en dos tipos.

- Fibra insoluble: La podemos encontrar en el pan, cereales y derivados, también en los frutos secos. Nos ayuda a que tengamos un correcto tránsito intestinal y disminuye el estreñimiento.

- Fibra soluble: La podemos encontrar en frutas, verduras y legumbres. Esta es capaz de absorber agua con facilidad y así disminuye la absorción de azúcar, colesterol y triglicéridos en el aparato digestivo, pudiendo reducir con ello la presencia o el avance de ciertas enfermedades cardiovasculares, también ayuda a disminuir el estreñimiento. Recordemos que este tipo de fibra también funciona como prebióticos para nuestra flora bacteriana.

¿Dónde podemos encontrar la fibra?

La fibra soluble e insoluble la podemos encontrar en muchos alimentos como lo son:

- Cereales
- Harinas integrales (avena, trigo, cebada, centeno, maíz y arroz integral)
- Legumbres
- Frutas
- Frutos secos
- Verduras y hortalizas.

Otras funciones de la fibra alimentaria:
- Previene el estreñimiento.
- Reduce la duración del tránsito intestinal.
- Inhibe el crecimiento y proliferación de células cancerígenas en el intestino.
- Reduce el riesgo a padecer hemorroides.
- Previene el cáncer de colon.
- Regula los niveles de glucosa en sangre.
- Mejora los niveles de colesterol en sangre.

Si bien el consumo regular de fibra puede traerte muchos beneficios, recuerda que más no siempre es mejor, ya que si tienes un exceso de consumo de fibra puede traerte efectos secundarios, de los cuales destacan:

- Gases.
- Diarreas.
- Dolor abdominal.
- Nauseas.
- Su exceso también impide la absorción de minerales como el calcio y hierro.

Así que, para aprovechar los beneficios de la fibra sin los efectos secundarios, lo ideal es consultar a un nutricionista para que puedas consumir la cantidad adecuada que tu cuerpo necesita.

¿Cuál es la importancia de la fibra dentro del deporte?

La fibra dentro del deporte tiene todas las ventajas ya mencionadas pero sumado a ello, la fibra aumenta el volumen la dieta sin añadir calorías, gracias a ello tiene un efecto saciante ayudando a controlar el peso, por lo cual resulta de utilidad para los deportistas que llevan un plan de pérdida de peso.

¿Cómo debe de ser mi alimentación antes de entrenar?

Antes de dar respuesta a esta pregunta, debo de aclarar que la correcta alimentación antes de entrenar dependerá directamente de las características individuales de cada persona, el tipo de entrenamiento que va a realizar y por cuanto tiempo, pero existen pautas generales que puedes seguir, ya que son aplicables a la mayoría de los casos, dentro de las cuales destacan:

- Consumir una comida rica en carbohidratos antes del entrenamiento (Entre 1 a 2 horas antes, esto dependerá del volumen de la comida y la tolerancia gástrica de cada persona).

- Estar correctamente hidratada. Como ya lo mencioné anteriormente, puedes basarte en la tonalidad de tu orina para conocer el estado actual de hidratación.

- Comida baja en grasas y fibra para evitar problemas gastrointestinales.

- Puedes incluir alimentos en forma líquida que te resulten de sabor agradable.

- Es importante probar nuevos alimentos de manera previa o post entrenamientos y nunca hacerlo en la etapa de competición.

- Tratar de consumir alimentos no muy dulces previos al entrenamiento o competición, esto en un inicio dará un aumento de glucosa e insulina en sangre muy elevado antes del ejercicio y puede existir una caída tanto de insulina y glucosa al momento del entrenamiento.

- Experimentar con los horarios y tipos de comidas que más puedan adaptarse a tus necesidades.

- Monitorear como los diferentes alimentos que consumes antes del entrenamiento influyen en tu rendimiento.

¿Cuáles son las deficiencias nutricionales más comunes en las deportistas?

Ya he mencionado anteriormente la triada de la mujer deportista, la cual es solo un ejemplo de lo que se puede llegar a presentar al no cumplir con los requerimientos nutricionales adecuados y no solo ello, sino que también se pueden presentar otras enfermedades, lesiones o una disminución del rendimiento deportivo.

En el caso de las mujeres existe una incidencia ligeramente mayor a presentar ciertos déficits nutricionales, debido principalmente a sus características físicas propias del sexo femenino, ya que requieren necesidades ligeramente mayores de algunos nutrientes específicos como hierro, calcio y folatos, considerando también que los requerimientos en cualquier población deportista se ven aumentados.

Por lo tanto, las investigaciones más recientes rea-
lizadas en diferentes tipos de deportes en el área
femenil, nos indican que la gran mayoría de las mujeres presentan un consumo deficiente de calorías,
un consumo adecuado o mayor del requerido de
proteína y un consumo deficiente de hierro y vitamina D, siendo la deficiencia de esta última vitamina
un problema de salud pública para México, país
donde realizo la publicación de este libro, pues en
diversas investigaciones se ha documentado que la
falta en dosis optimas de esta vitamina afecta alrededor del 30 % de los mexicanos, presentándose
un 31% en mujeres y 28% en hombres, por lo tanto
podríamos decir que uno de cada tres adultos presenta una deficiencia, teniendo una mayor incidencia en la Cd de México, otros análisis más recientes
han encontrado que la deficiencia o insuficiencia de
vitamina D se puede presentar hasta en un 86% de
las mujeres de edades de 20 a 49 años, viéndose
asociado a endometriosis (Es cuando las células
del revestimiento del útero crecen en otras zonas y
puede llegar a causar dolor, sangrado abundante,
sagrado entre periodos y problemas de fertilidad),
cáncer de mamá, síndrome de ovario poliquístico y
complicaciones durante el embarazo. La deficiencia
de esta vitamina es tan importante como común
debido a que también se ha demostrado que la gran
mayoría de la población de adultos mayores no sa-
tisface la recomendación diaria de vitamina D, au-

mentando su riesgo a padecer osteoporosis, fragilidad, fracturas y perdida de la función muscular.

Al conocer la importancia y la frecuencia de esta deficiencia, existen una serie de factores a tener en cuenta que pueden aumentar la incidencia a presentar un déficit de vitamina D.

- Uso EXCESIVO de bloqueador solar.

- Ausencia de exposición solar.

- Estilo de vida principalmente en interiores.

- Ser mayor de 65 años.

- Tener piel obscura.

- Padecer obesidad.

- Tener alguna enfermedad renal crónica o insuficiencia hepática.

- Consumo crónico de ciertos medicamentos.

Una vez que conocemos que nutrientes suelen presentarse en un consumo deficiente en la mayoría de las deportistas, los siguientes puntos te ayudarán a mejorar:

- Calorías: Para aumentar el número de calorías se debe de aumentar la ingesta de alimentos o la densidad calórica (Mas calorías en un menor volumen) siempre priorizando alimentos de gran valor nutricional, como frutas, verduras, leguminosas, carnes magras y cereales integrales.

- Hierro: Algunos alimentos ricos en hierro son: Huevos, carnes rojas, viseras, mariscos, espinacas y la mayoría de las legumbres, pero es importante considerar agregar vitamina C o consumirla a la par de los alimentos de origen vegetal ricos hierro para mejorar su absorción.

- Vitamina D: Algunos alimentos ricos en vitamina D son: Huevos, pescados grasos como el salmón o atún, algunos tipos de hongos y la leche de vaca y sus derivados, también se puede aumentar la producción de vitamina D mediante una exposición regular a los rayos del sol.

Estos puntos pueden ser de gran ayuda, pero siempre será mejor acudir a consulta nutricional para que sea el profesional de la nutrición el que mediante un plan de alimentación a seguir pueda ofrecerte cubrir todos los requerimientos nutricionales acorde a tus características individuales.

Importancia de la nutrición en la fertilidad.

La fertilidad se caracteriza por la capacidad de cualquier integrante de una pareja por conseguir un embarazo, actualmente los índices de infertilidad han aumentado considerablemente en los últimos años, debido a diversas causas, como una disminución de la calidad del semen, un retraso de la edad para concebir en las mujeres, mayor presencia de obesidad y un estilo de vida más sedentario acompañado de una mala alimentación.

Al mencionar que la obesidad juega un papel importante en el problema de fertilidad, en realidad es la composición corporal, ya que un bajo paso también puede representar un problema

En el caso de un exceso de tejido adiposo, existe un aumento de la leptina, la cual es una hormona encargada de regular el peso corporal a través de la regulación del apetito y la termogénesis (Es el proceso por el cual se produce calor en el cuerpo humano), esto va a generar alteraciones en órganos específicos, los cuales se encuentran debajo de la corteza cerebral y se encargan de la regulación ovarios-testículos, por lo cual se producirá un aumento de las concentraciones de testosterona y a su vez una disminución de la progesterona en las mujeres, siendo esta hormona de suma importancia para acondicionar el endometrio para facilitar la implantación del embrión.

También el exceso de grasa favorece la resistencia la insulina, esto va a provocar una serie de reacciones que darán como resultado una disminución del trasportador de hormonas sexuales, teniendo como consecuencia un impacto negativo en la ovulación.

Por lo tanto, la composición corporal tiene una relación muy estrecha con la fertilidad, y la alimentación es en gran parte quien determina nuestra composición corporal, por lo tanto, existen puntos importantes a destacar dentro a lo que alimentación se refiere:

- Una dieta rica en alimentos, pero baja o moderada en carbohidratos se relaciona con una mejora de la fertilidad relacionada con la ovulación.

- Una dieta rica en proteínas de origen vegetal favorece la ovulación.

- Una ingesta elevada de grasas trans se relaciona con un incremento de la resistencia a la insulina.

- Una dieta rica en grasas poliinsaturadas y monoinsaturadas está relacionada con un efecto beneficioso en la fertilidad, tanto en hombres como mujeres.

Por lo tanto, la fertilidad está relacionada al estilo de vida, en gran parte a factores nutricionales, pero para concluir, es importante destacar que va mucho más allá de carbohidratos, grasas y proteínas, sino también desempeñan un papel fundamental las vitaminas y minerales como el ácido fólico, vitamina B12, vitamina A, entre muchas otras, así que todo en conjunto cumple un papel fundamental en la fertilidad y estés o no planeado un embarazo será importante siempre mantener en óptimas condiciones tu estado de salud.

CAPITULO III: OTROS FACTORES.

¿Cuál es la importancia del sueño con mi pérdida de peso?

Es de gran importancia.

Anteriormente ya hablamos de la importancia de mantener un déficit calórico para pérdida de peso, pero en realidad el panorama es mucho más amplio.

Al dormir poco, algunas hormonas como la insulina, cortisol y hormona del crecimiento se ven afectadas, dando como resultado un mayor apetito, sensación de ansiedad e incluso muchas veces puedes verte influida por una selección inadecuada de alimentos porque también se relaciona a una mayor impulsividad.

Sumado a esto, el cansancio del día por una mala noche de sueño también hace que las personas opten por realizar una menor actividad física durante el día, teniendo un impacto directo en un menor gasto de energía.

En conclusión, trata optimizar tus tiempos para que puedas tener un mayor y más adecuado horario de sueño.

Te dejaré algunos puntos que pueden ayudarte a mejorar tu calidad de sueño.

- Establece un horario de ir a la cama.

- Utiliza tu cama SÓLO PARA DORMIR, así que toma algún otro espacio como la sala para estar con tu computadora, ver televisión o usar tu celular.

- Realiza ejercicio durante el día, solo que ten cuidado de no hacerlo en un horario cercano a tu hora de sueño porque algunas personas pueden presentar dificultad para conciliar el sueño.

- Evita que tu cena sea muy abundante.

Melatonina como suplemento para mejorar la calidad de sueño.

Lo ideal es que la población adulta duerma al día un promedio de 8 horas, pero debido al estilo de vida, mala organización de tiempos y altas cargas de estrés, este tiempo se ha disminuido considerablemente, en base a ello una gran cantidad de fármacos y suplementos son lanzados al mercado para ayudar con nuestra calidad de sueño.

Un suplemento muy destacado es la melatonina, es la principal hormona implicada en la regulación de la oscilación entre sueño y vigilia. Esta es fácilmente sintetizable y administrable como suplemento por vía oral, lo que ha propiciado el interés para usarla en el tratamiento de una de las patologías más prevalentes como el insomnio y los problemas relacionados con el sueño

Existen un alto número de investigaciones que avalan la efectividad de la melatonina como suplemento para la mejora de calidad de sueño, reportando mejoras principalmente en sujetos que ya contaban con problemas de sueño previos a la suplementación, la mayoría de las investigaciones dieron mejores resultados con una dosis recomendada de 4 mg una hora antes de dormir.

En conclusión, la melatonina es un suplemento sin efectos secundarios importantes y no requiere receta médica para su compra, por lo tanto, es importante que consultes a tu médico antes de consumirla para cerciorarte que no intervendrá de manera negativa en una patología o medicación previa.

Otros puntos desde la perspectiva nutricional que pueden ayudarte es suplementando o estimulando la producción de los siguientes nutrientes:

Triptofano: Es un aminoácido esencial y ayuda a mejorar el sueño, el consumo de proteínas ricas de este aminoácido puede aumentar su concentración en nuestro organismo, como la proteína lactoalbúmina, la cual se encuentra en la leche de vaca.

Valeriana: La valeriana es una hierba que induce un efecto calmante general sobre el cuerpo.

L-Teanina: Es un aminoácido que se encuentra en las hojas de té verde, relacionado con la reducción de estrés y con efectos relajantes. Debes de tener precaución a la hora de querer obtener beneficios de este aminoácido ya que el té verde es alto en cafeína y beberlo por la noche puede causarte problemas para conciliar el sueño.

Vitaminas del complejo B y magnesio: El consumo de estos suplementos puede ayudar a una mejor regulación de sueño, pero la evidencia presentada por la mayoría de los estudios aún no es del todo relevante.

¿Utilizar fajas compresoras o trajes saunas me ayudará a reducir grasa corporal en el área de la cintura?

Respuesta rápida: No, no las utilices a menos que te desempeñes en una disciplina de competición donde puedan serte útiles o que sea por la recomendación de tu médico para ayudar a un problema lumbar ya existente.

Primero tenemos que aclarar al tipo de fajas el cual me estoy refiriendo, dentro del mercado existen gran variedad de tipos, pero las mayormente usadas por usuarios de gimnasio son las fajas de compresión hechas mediante tela elástica, las cuales recubren toda la parte abdominal o gran parte de ella, comercialmente llamadas como fajas colombianas, entre otros nombres.

Con esto no intento desprestigiar marcas, negocios o vendedores, sino brindar una opinión objetiva en cuanto a los usos recomendables y no recomendables de las mismas, así que abordare de manera general algunos ejemplos para utilizar estos productos.

Trajes sauna.

La manera en que funciona este producto es aislando el cuerpo, una vez que se alcanza cierta temperatura corporal, se empieza sudar, la piel no tiene contacto con las corrientes de aire, por lo cual no puede realizarse correctamente el proceso de enfriamiento, alcanzando una temperatura alta por un mayor tiempo, provocando una sudoración mayor, esto es especialmente útil y frecuentemente utilizado en deportes de contacto profesionales, los atletas tratan de tomar ventaja de esto, deshidratándose y perdiendo suficiente peso para marcar en una categoría establecida, pero dicho peso lo suelen recuperar al día siguiente, volviéndose a hidratar.
Si no eres un atleta que tiene que marcar cierta categoría de peso, no te será de ayuda, incluso puede ser perjudicial para tu salud ya que en un exceso de sudoración también perderás minerales, los cuales son indispensables para un correcto funcionamiento de tu organismo.

Fajas compresoras.

El uso de este tipo de productos tiene un largo tiempo siendo una estrategia de mejora estética, se remonta al uso del "corset", en términos totalmente concretos, el único uso que se le debe dar a las fajas compresoras, a tipos o sub tipos similares de las mismas, es bajo la recomendación de un médico, el cual indicará el tipo de faja como las características de su uso, la cual será para corregir, prevenir o ayudar con un problema postural o lumbar.

Su uso sin indicación de un profesional médico puede terminar al igual que un traje sauna, en una pérdida de líquido excesiva por medio de la sudoración.

Recientes investigaciones también han apuntado a que la utilización de fajas en el entrenamiento hace que nuestra musculatura intra-abdominal se vea menos implicada, como los músculos estabilizadores, al verse menos implicada tendrá una menor contracción, lo cual es un menor trabajo, provocando con esto descompensaciones musculares, siendo más propensas a lesiones.

En conclusión, la pérdida de peso es rápida con la utilización de un traje sauna, pero la misma pérdida de peso vuelve a recuperase al momento que nos hidratemos nuevamente.

La disminución de tallas de manera rápida se logra utilizando la faja, pero como es evidente se vuelven a recuperar al momento de dejar de usarla, también con las implicaciones ya mencionadas sobre su uso.

No busques productos milagro, encuentra un entrenador y nutricionista con el cual puedas sentirte cómoda, también elige una disciplina deportiva que te apasione entrenar, se paciente, constante, disfruta el proceso y los cambios te sorprenderán.

¿Puede afectar mis entrenamientos de fuerza el utilizar pastillas anticonceptivas?

No, pero te aclaro que solo es en cuanto a fuerza muscular.

Las pastillas anticonceptivas son una forma oral de control de natalidad. Es una versión elaborada por el hombre de las dos hormonas que se encuentran de forma natural en el organismo: el estrógeno y la protestona. Impiden que los ovarios liberen óvulos al cambiar sus niveles hormonales y provoca que la mucosidad cervical se vuelva más densa, así dificulta el movimiento del espermatozoide.

Para dar respuesta a esta pregunta, utilizaré un estudio publicado por Linda Ekenros en año 2013 en el cual se comparó la fuerza de el tren inferior y el tren superior durante un ciclo de pastillas anticonceptivas y otro ciclo sin pastillas anticonceptivas, los resultados de dicho estudio al igual que estudios anteriores confirmaron que no existen diferencias significativas en lo que a fuerza se refiere en mujeres que utilizan pastillas anticonceptivas de quienes no las utilizan.

En conclusión, tu fuerza no se verá afectada en tus entrenamientos si utilizas este método anticonceptivo, pero te aclaro, solo estoy tomando en consideración el factor de fuerza ya que al utilizar este tipo de anticonceptivo puede traer otros efectos no deseados como una mayor retención de líquidos, así que lo mejor siempre es consultar a un ginecólogo para el uso de cualquier método anticonceptivo.

La etapa de mi ciclo menstrual ¿Puede afectar mi entrenamiento?

Si, aunque no en gran medida.

Para esto primero debemos de recordar que el promedio de duración de un ciclo menstrual consta de 28 días, de los cuales se dividen en tres etapas principales.

1.- Fase folicular: Esta comprende desde el primer día de la menstruación, pudiendo ser hasta el día 12 o 13 se la misma y comprende el proceso de formación del ovulo.

2.- Ovulación: Comprende el proceso del óvulo en su estado maduro y si existe el proceso de fecundación, dará lugar al embarazo. (Su duración puede ser del día 12 al día 16).

3.- Fase lútea: Aquí, una vez expulsado el óvulo se producen una serie de cambios tanto morfológicos como hormonales y puede comprender del día 15 o 16, hasta el día número 28 para continuar con el proceso de menstruación y de nuevo el inicio de la fase folicular.

Ya una vez comprendidas de manera general las fases del ciclo menstrual veremos cuáles son las principales características de cada una y con esto puedas tomar ventaja relacionándolas con tu entrenamiento.

- **<u>Fase folicular</u>**

(Día 1 a 5)
- Pobres tiempos de reacción, sobre todo en movimientos explosivos.
- Cambios de humor.
- Depresión ocasional.

(Día 6 a 8)
- Aumento en el consumo y depósito de glucógeno hepático e intramuscular.

(Día 9 a13)

- Mayores depósitos de glucógeno, grasas, proteínas y electrolitos.

Ovulación (Día 14)
- Fase lútea

(Día 15 a 20)
- Mayores reservas de glucógeno en el hígado y tejido muscular.
- Aumento en el consumo de energía total
- Mayor consumo de grasas.
- Mayor retención de agua y minerales

(Día 21 a 24)
- Mayor degradación de proteínas
- Mayor almacenamiento de glucógeno

(Día 25 a 28 o 31)
- Cambios de humor.
- Estrés aumentado
- Pobres tiempos de reacción y percepción

A rasgos y puntos generales podemos ver en la primera etapa de fase folicular (día 1 a 5) las mujeres serán más vulnerables a errores técnicos dentro del entrenamiento, también a una mayor incidencia de lesiones, factor importante a considerar por el entrenador ya que gracias a esto se puede establecer un entrenamiento más propio para dicha fase.

De igual manera seria importante considerar las adaptaciones en las otras fases, ya que existirán mayores reservas de energía (glucógeno muscular) para entrenar.

Los programas de entrenamiento de la fuerza para las mujeres pueden ajustarse al ciclo menstrual. Pero los estudios no han mostrado un significativo efecto de las variaciones hormonales sobre el crecimiento muscular y el desarrollo de la fuerza (Frankovich & Lebrun, 2000), así que tu entrenador puede considerar idear ciertos programas para el desarrollo de fuerza tomando en cuenta estas fluctuaciones hormonales.

En conclusión, toda mujer puede tener variaciones o cambios en su entrenamiento, en relación a su ciclo menstrual, positivos o negativos, importantes o insignificantes, esto sin lugar a duda dependerá de cada mujer, por lo tanto, el adaptar el entrenamiento a tu ciclo menstrual puede no significar importantes cambios en tu apariencia y rendimiento, a pesar de ello si puedes buscar adaptarlo, teniendo una mayor personalización e individualización en tu entrenamiento, que puede llevarte a mejores resultados aunque en la mayoría de los casos no de manera significativa.

¿Al escuchar música puedo gastar más calorías durante el ejercicio?

La primera investigación más importante sobre el tema, se remonta al año 2015, realizada por Alter, donde se demostró que las personas quienes escuchan música sincrónica durante el ejercicio logran una mayor cantidad de actividad física semanal, en comparación a quienes se ejercitan sin música, lo que sugiere es que la música puede afectar tu adherencia al ejercicio, así como tu rendimiento.

Recientemente se llevó a cabo un nuevo estudio por Jan Schroder, donde se buscaba calcular el gasto energético de una sesión de ejercicio con música en comparación a un entrenamiento sin música, en la cual se demostró que el utilizar música en sincronía con el entrenamiento puede ayudar a que exista un mayor gasto energético.

En conclusión, encuentra la música que más te guste para tu entrenamiento, no solo hará que tengas una mayor adherencia a seguir entrenando con el paso de los días, sino también puede incrementar tu gasto energético durante el ejercicio.

Peso y medidas ideales.

En este punto quiero compartir contigo las medidas ideales sanas, dentro como fuera del deporte, ya que, en otros contextos como el modelaje, estas pueden diferir de las que aquí te presento.

- Peso ideal: Existen varias fórmulas para estimar nuestro peso ideal, no las presentare en este apartado porque dichas formulas en mi experiencia suelen sub estimar el peso ideal y lo más importante, no toman en cuenta la composición corporal de la persona (Grasa y músculo).

- IMC: Este punto ya lo abordamos anteriormente pero no lo considero viable si se trata de una persona que ya cuenta con años de entrenamiento de manera constante, ya que, de igual manera que las formulas del peso ideal, no toma en cuenta la composición corporal de la persona.

- Índice cintura cadera: Es una medida específica para medir los niveles de grasa intrabdominal.

Existen dos tipos de obesidad según el patrón de distribución de grasa corporal, puede ser androide o ginecoide, el primer tipo se le llama obesidad intrabdominal o visceral y al segundo extrabdominal o subcutáneo, siendo el primero quien esta mayormente relacionado a que se presenten enfermedades cardiovasculares. La OMS establece unos niveles normales para el índice cintura cadera aproximados de 0.8 en mujeres y la fórmula para poder obtener tu resultado es la siguiente:

$$\text{Índice cintura cadera} = \frac{\text{Cintura (Cm)}}{\text{Cadera (Cm)}}$$

Interpretación: Normalidad entre 0.71 y 0.85 en mujeres.

- Impedancia bioeléctrica y antropometría:

Impedancia: Es una técnica utilizada para medir la composición corporal, basada en la capacidad que tiene el organismo para conducir una corriente eléctrica, esto depende del contenido en agua y la conducción iónica en el organismo. Esta tecnología se utiliza principalmente en las basculas convencionales que te arrojan los resultados de masa grasa y masa muscular

Antropometría: Es la disciplina que estudia las dimensiones corporales, considerando como referencia estructuras anatómicas. Para llevarla a cabo se utilizan herramientas de medición especiales.

Ambas opciones nos ofrecen una amplia gama de resultados y en ambas podemos conocer nuestro porcentaje de grasa y músculo. Siendo la impedancia menos exacta porque dependerá en gran medida el tipo de dispositivo que utilicemos.

Después de utilizar cualquiera de los dos métodos y que conocemos nuestro porcentaje de grasa, podemos interpretarlo con la siguiente tabla, y así poder establecer más fácilmente nuestro objetivo.

% de grasa en mujeres	Interpretación
Menor a 8 %	No saludable (Muy bajo)
9-23 %	Aceptable (Bajo)
24-31%	Aceptable (Alto)
Mayor a 32%	No saludable (Muy alto)

Has concluido este libro, ahora ya conoces algunos de los puntos más controvertidos en el entrenamiento femenil, así como también la respuesta a las preguntas más frecuentes que a mayoría de las personas se han hecho en algún centro deportivo.

Para finalizar quiero compartir contigo parte de mi experiencia profesional y académica, la cual me llevo a escribir este libro.

A la fecha de publicación de este libro tengo 24 años, egresé de la licenciatura de Nutrición en la Universidad Autónoma de Chihuahua en México en el año 2018 (Ced. Prof. 12039162), a lo largo de mi carrera pude realizar prácticas clínicas en el Instituto de Seguridad y Servicios Sociales de los Trabajadores del Estado (ISSSTE), así como exposición de temas y evaluación antropométrica a escolares en escuelas primarias.

Por finalizar mi último año universitario realicé prácticas en supervisión de calidad en procesos de alimentación dentro del comedor industrial Le-Gourmet.

Adicional a ello, en mi año de servicio social realizado en el Consultorio Médico Universitario UACH, participé en la brigada de salud preventiva multidisciplinaria en coordinación con rectoría UACH y Pensiones Civiles del Estado.

Tuve la oportunidad de asistir al 1er Congreso Internacional de Nutrición "Obesidad: Un problema de todos" en la ciudad de Chihuahua, Chihuahua, México, en el año 2014, así como al XXXII Congreso Nacional de Nutrición en Puerto Vallarta Jalisco, México en el año 2017.

Durante el año 2017 realicé mi primera certificación como Instructor Profesional en Entrenamiento Funcional por medio de la Federación Mexicana De Actividades y Modalidades Aeróbicas (FEMEAMA), obtuve además la Certificación como Entrenador Personal por la Universidad Del Deporte, participé como asistente en el Seminario de Entrenamiento, Nutrición, Suplementación y Farmacología Deportiva por la Universidad Del Deporte. Realicé los cursos de Intervención de Medicina Del Deporte en Tercer Nivel de Atención y Nutrición Clínica y Metabolismo, ambos impartidos por la Sociedad Médico Quirúrgica del Hospital Juárez De México.

En el 2018 obtuve las certificaciones como Entrenador De Pesas y Musculación por la Universidad Del Deporte, Entrenamiento Especializado en Mujeres por el Instituto de Estudios Superiores de Ingeniería Educativa United Ftiness Center y Entrenador Del Sistema Freestyle Fitness (Entrenamiento específico de mujeres) por la Universidad del Deporte. Concluí los cursos de; Bioquímica del Ejercicio, Anatomía y Fisiología Del Deporte, Suplementación y Farmacología Del Deporte por la Federación Internacional de Ciencias de la Salud Integrativa y terminé el curso de Psicología Deportiva por La Asociación para la Educación de los Profesionales de la Salud (ASEPROS).

En estos últimos años he participado en diferentes Webinars impartidos por instituciones internacionales como Obesity Management School, American College Sport Medicine, Universidad Modelo, American Society of Exercise Physiologists, ADN Sport, Instituto Internacional de Ciencias del Ejercicio Físico y Salud (IICEFS), National Council On Strenght & Fitness (NCSF) y University of Grenwich.

Actualmente en el ámbito académico curso el último año de una segunda carrera universitaria, la licenciatura en Ciencias Del Deporte, en La Universidad Del Fútbol y Ciencias Del Deporte del Estado de Hidalgo, la cual se destaca por ser parte del Club de Futbol Pachuca y contar con el primer Centro De Excelencia Médica En Altura (CEMA) avalado por La Federación Internacional de Fútbol Asociación (FIFA), también curso mi primer año de posgrado en Ciencias Del Deporte con opción en Biología Deportiva en la Facultad de Ciencias de la Cultura Física, en la Universidad Autónoma de Chihuahua.

En el ámbito profesional me dedico desde hace tres años al entrenamiento personal y a consulta nutricional, además de desempeñarme como entrenador y nutricionista principalmente en el área femenil, también me desempeño en apoyar en el ámbito nutricional retos de "cambio físico 21 días" en diferentes gimnasios de entrenamiento funcional.

Te agradezco mucho por tomar pate de tu tiempo para compartir contigo esta lectura y conocer un poco más de mi trabajo, me encantaría recibir tus comentarios, recomendaciones o dudas a través de alguna de mis redes sociales.

Facebook: Nutriólogo Javier Quintana.

Instagram: Javierquintana23.

Correo electrónico: nutriologojavierquintana@hotmail.com

Puedes contactarme para resolver tus dudas sobre este libro o sobre algún tema en particular que me competa, siempre estaré feliz de ayudarte.

Bibliografía:

1.- David Marchante. (2019). Entrenamiento eficiente. España: Luhu Alcoi.

2.- Federación Española De Enfermedades Neuromusculares. (2007). El musculo esquelético. España: Federación Española De Enfermedades Neuromusculares.

3.- Jorge De Hegedus (1993). Tipos de Fibras Musculares y su Relación con el Entrenamiento Deportivo. PubliCE.0

4.- Tortora & Derrickson. (2006). Principios de Anatomía y Fisiología. México: Medica Panamericana.

5.- Godoy, L.A., Guilarte, Y., Hernández, P., Bonilla, J.L. (2010) Menstruación y rendimiento. Revista Digital EF Deportes, 140 (14)

6.- Loucks, A.B., Kiens, B., Wright, H. (2011). Energy availability in athletes. Journal of Sports Sciences, 29: 7-15.

7.- Sánchez, J. et al . (2016). Influence of physical exercise on quality of life during pregnancy and postpartum. Systematic review. Nutrición hospitalaria , 33, 72-80.

8.- Sui Z, Dodd JM. Exercise in obese pregnant women: positive impacts and current perceptions. Int J Womens Health 2013;5:389-98.

9.- Häkkinen K. Adaptación Neuromuscular al Entrenamiento de la Fuerza en Hombres y Mujeres. Resúmenes del 1° Simposio Internacional de Fuerza y Potencia relacionadas con los Deportes, la actividad Física, el Fitness y la Rehabilitación. 2000.

10.- Abt, J.P., Sell, T.C., Laudner, K.G., McCrory, J.L., Loucks, T.L., Berga, S.L., Lephart, S.M., (2007). Neuromuscular and biomechanical characteristics do not vary across the menstrual cycle. Knee Surg. Sports Traumatol. Arthrosc. 15, 901–907.

11.- Barr. S. (2014). The Female Atlete en Sport Nutrition.

12.- López, A. (2011). Enfoque nutricional en la triada de la atleta femenina. Trastornos de la Conducta Alimentaria, 13, 1461-1480.

13.- Schoenfeld, B. (2011, February). Does Cardio After an Overnight Fast Maximize Fat Loss? Strength and Conditioning Journal, 33 (1), 23-25.

14.- Singh B, Yack HJ, Francis SL, and Janz KF. Biomechanical loads during common rehabilitation exercises in obese individuals. International journal of sports physical therapy 10: 189, 2015.

15.- Herrmann, Wolfgang. "Vitamin B12 Deficiency in Vegetarians." Vegetarian and Plant-Based Diets in Health and Disease Prevention. Academic Press, 2017. 791-808.

16.- Drinkwater, B.L (1984). Women and exercise: physiological aspects. In Terjung, R.L. (ed.) Exercise and Sport Sciences Reviews, vol. 12, pp. 21-51. (Lexington, MA: Collamore Press)

17.- Narici MV, Maffulli N. Sarcopenia: characteristics, mechanisms and functional significance. Br Med Bull 2010; 95: 139-159.

18.- Cadore EL & Martins LF. (2012). Chapter 13. Acute and chronic testosterone responses to physical exercise and training. Book: Sex hormones. ISBN 978-953-307-856-4. Ed IN-TECH.

19.- Michel, R. et al. (2017). La microbiota y el microbioma intestinal humano. (Entre las llaves del reino y una nueva caja de Pandora). medigraphic, 71, 443-448.

20.- Helms E, et al. Evidence-based recommendations for natural bodybuilding contest preparation: nutrition and supplementation. Journal of the International Society of Sports Nutrition 2014, 11:20 | DOI: 10.1186/1550-2783-11-20

21.- Waldron M, et al. The effects of acute branched-chain amino acid supplementation on recovery from a single bout of hypertrophy exercise in resistance-trained athletes. Appl Physiol Nutr Metab. 2017, 27. DOI: 10.1139/apnm-2016-0569

22.- American College of Sports Medicine. Physical Activity Guidelines.

23.- Muñoz, J. (2007). Los senos, anatomía, evolución y cuidados dermocosméticos. Dermofarmacia, 26, 64-68.

24.- Aguirre, R. (2015). Cambios Fisiológicos en el Sueño. de revecuatneurol.

25.- Halson, S.L. (2014). Sleep in elite athletes and nutritional interventions to enhance sleep. Sports Med, 44 Suppl 1:S13-23.

26.- Rosas, M. (2011). Inmunonutrición. Probióticos, prebióticos y simbióticos. Offarm, 30, 54-59.

27.- Bautista, M. et al. (2005). Alimentos Bajos en Energía: ¿Qué es lo que Debemos saber de Ellos? Acta Universitaria, 15, 25-33.

28.- National Institutes of Health. (2017). Suplementos dietéticos para mejorar el ejercicio y el rendimiento físico. 2020, de National Institutes of Health.

29.- Jackman SR, Witard OC, Philp A, Wallis GA, Baar K, Tipton KD. Branched-Chain Amino Acid Ingestion Stimulates Muscle Myofibrillar Protein Synthesis following Resistance Exercise in Humans. Front Physiol. 7;8:390, 2017.

30.- Behringer, M., S. Nowak, J. Leyendecker, and J. Mester (2017). Effects of TRPV1 and TRPA1 activators on the cramp threshold frequency: a randomized double-blind placebocontrolled trial. Eur. J. Appl. Physiol. 117:1641-1647

31.- Behringer, M., V. Spieth, J.C.K. Montag, S. Willwacher, M.L. McCourt, and J. Mester (2018). Cramp training induces a long-lasting increase of the cramp threshold frequency in healthy subjects. Neuromod. 21:809-814.

32.- Montalbán Sanchez J. Índice cintura/cadera, obesidad y estimación del riesgo cardiovascular en un centro de salud de Málaga. Medicina de Familia Vol. 2, Nº 3, octubre 2001.pag 208-215.

33.- CHINER, Mercedes et al. Laboratorio de Ergonomía. México: Alfaomega, 2004

34.- SUVERZA, A. y HAUA, K. El ABCD de la evaluación del estado de nutrición. México: McGraw-Hill, 58, 2010.

35.- Orlich MJ, Singh PN, Sabaté J, et al. Vegetarian dietary patterns and mortality in Adventist Health Study 2. JAMA Intern Med. 2013; 173(13):1230-8.

36.- Halson S.L. Sleep in Elite Athletes and Nutritional Interventions to Enhance Sleep Sports Med (2014) 44 (Suppl 1):S13–S23.

37.- Martinez, A. et al . (2013). Protocolo de hidratación antes, durante y después de la actividad físico-deportiva. Motricidad. European Journal of Human Movement, 31, 57-76.

38.- Bonilla, D. A. Aspectos Bioquímicos del Transportador de Creatina SLC6A8 y Estrategias para Incrementar la Captación de Creatina por el Miocito. Revista de Entrenamiento Deportivo, ISSN 1133-0619, 2013. 27 (4): 28-37.

39.- Helms, E. R., Aragon, A. a, & Fitschen, P. J. (2014). Evidence-based recommendations for natural bodybuilding contest preparation: nutrition and supplementation. Journal of the International Society of Sports Nutrition, 11(1), 20.

40.- Kreider, R. B. (2012). A buffered form of creatine does not promote greater changes in muscle creatine content, body composition, or training adaptations than creatine monohydrate. Journal of the International Society of Sports Nutrition, 9(1), 43.

41.- Lugaresi, R., Leme, M., de Salles Painelli, V., Murai, I. H., Roschel, H., Sapienza, M. T., Gualano, B. (2013). Does long-term creatine supplementation impair kidney function in resistance-trained individuals consuming a high-protein diet? Journal of the International Society of Sports Nutrition, 10(1), 26.

42.- Anonymous. Position of the American Dietetic Association: Health implications of dietary fibre. Journal of the American Dietetic Assoc. July 2002; Vol. 7: 993-1000.

43.- Lupton, J.R., Turner, N.D. Dietary Fibre and Coronary Disease: Does the evidence support an association? Current Atherosclerosis Reports (2003): 5, 500-505.

43.- Del Río Valdivia, J. Flores Moreno, P. González, J. Barajas Pineda, L. Medina Valencia, R. Gómez Gómez, E. (2015). Efectos de un programa de flexibilidad en el desarrollo de la fuerza muscular en jugadoras de fútbol femenil. Educación Física y Ciencia, 17 (2), 1-9.

44.- Flores. M., Macías-Morales. N. & Rivera-Pasquel. ME. Efectos de la vitamina D sobre la salud, la respuesta inmune y el neurodesarrollo en niños. Revisión de la literatura. México: Instituto Nacional de Salud Pública, 2012.

45.- Ayala, F., Sainz de Baranda, P., De Ste Croix, M. Estiramientos en el calentamiento: Diseño de rutinas e impacto sobre el rendimiento Revista Internacional de Medicina y Ciencias de la Actividad Física y del Deporte / International Journal of Medicine and Science of Physical Activity and Sport [Internet]. 2012;12(46):349-368.

46.- Fleck, S. J., & Kraemer, W. J. (1997). Designing resistance training programs. 2nd ed. Champaign, IL: Human Kinetics.

47.- Faigembaum, A (2000). Age and sex related differences and their Implication for resistance exercise, chapter 9. In Earle, R. W. (Ed.), Essentials of Strength Training and Conditioning. (pp. 169-186). Champaign, Illinois.: Human Kinetics.

48.- Klimt, F (1987). Algunos aspectos fisiológicos del deporte en niños. Anales Nestle, 44(1), 10-21